AF347088

Ta 18
34
A

TRAITÉ D'OSTÉOLOGIE,

Par M. BERTIN,

Docteur-Régent de la Faculté de Médecine en l'Université de Paris, de l'Académie Royale des Sciences, ci devant premier Médecin du Prince des Valaquies & de Moldavie, ancien Professeur de Chirurgie, & premier Médecin d'une des Armées du Roi.

SUIVI

De trois Mémoires de M. HÉRISSANT, D. M. P. sur différens points d'Ostéologie.

TOME PREMIER.

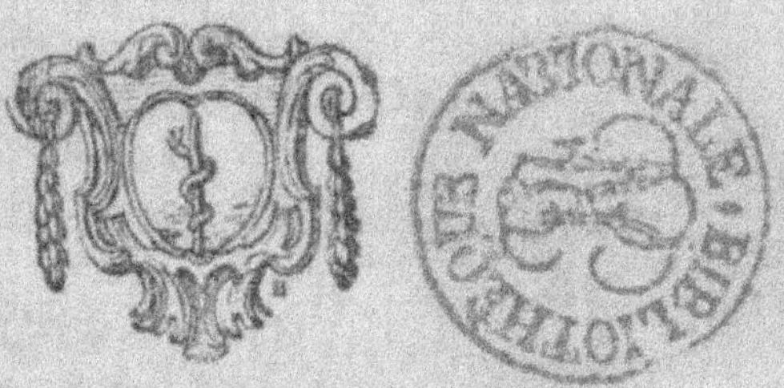

Du Fonds de P. Fr. DIDOT le jeune,

A PARIS,

Chez MÉQUIGNON l'aîné, Libraire, rue des Cordeliers, près des Écoles de Chirurgie.

M. DCC. LXXXIII.

AVEC APPROBATION, ET PRIVILEGE DU ROI.

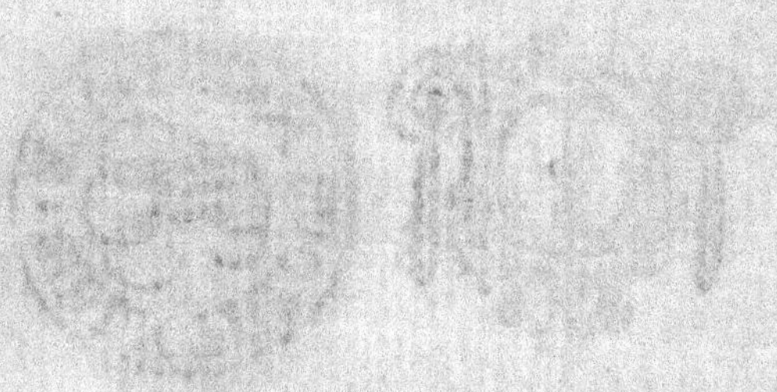

TOME II.

TOME III.

TOME IV.

MÉMOIRES

Sur différens points d'Ostéologie , par
M. HÉRISSANT.

Fin de la Table.

DE

PRÉFACE.

LA connoissance des os est si importante, qu'il est impossible, sans être
guidé par les lumières qu'elle répand sur
toutes les parties de l'Anatomie, d'y
faire aucun progrès. Elle est la porte qui
nous donne la première entrée dans ce
labyrinthe obscur qui renferme les secrets
les plus chéris de la nature ; elle donne
même aux connoissances que nous acqué-
rons dans l'économie animale une consistance qui les met à l'abri des temps ;
elle en est comme la base. Nous n'avons
d'idée exacte de la situation des parties
intérieures, qu'autant que nous rapportons chacune de ces parties aux différentes
pièces osseuses que l'Ostéologie nous fait
connoître.

Les os sont des corps blancs & plus
durs qu'aucune des autres parties dont le
corps humain est composé. Ils sont la
base & la charpente de la machine humaine, mais ils allient la mobilité avec
la dureté. Ils ne sont pas seulement des
murs ou des poutres d'un édifice, ils sont
aussi la fonction des roues ou des ressorts
des montres & des voitures. Ils sont des

Partie I.   **A**

leviers dont nous nous servons pour sur-
monter le poids de notre machine & la
transporter où il nous plaît , ou pour faire
sur les corps qui nous environnent des
efforts plus ou moins grands ; il y en a
qui sont des points d'appui sur lesquels
d'autres os se remuent ; d'autres font les
fonctions des moulins pour broyer les
alimens que nous destinons à notre subsis-
tance ; quelques-uns concourent ensemble
à faire des cavités immobiles , dans lesquelles reposent nos ressorts les plus fins
& les plus précieux ; d'autres , comme
autant de coins, sont taillés à différentes
facettes, pour former les voûtes qui soutiennent tout l'édifice ; tels sont les os
du pied. Il y en a qui sont tellement
construits & unis ensemble , que nous en
formons autant de différens crochets ou
grapins, dont nous nous servons pour
saisir les corps dont nous voulons nous
procurer la jouissance ; tels sont les os de
la main. Quelques-uns, comme autant
de poulies, dirigent les forces de nos
muscles vers les lieux où il convient que
ces forces agissent ; d'autres font les fonctions des parois solides de nos soufflets ;
tels sont les os de la poitrine.

Pour travailler avec fruit à acquérir la
connoissance des os, il faut examiner
chaque os en particulier : si l'on se bornoit

à n'examiner que des os unis par leurs ligamens, ou par des liens artificiels, l'on ne réufliroit qu'avec bien de la peine à en découvrir toutes les faces & toute l'étendue. Mais l'étude de chaque os en particulier, & détaché de tous les autres, ne difpenfe pas de l'examiner avec un foin extrême dans fa fituation naturelle & dans fes unions avec les autres os.

L'on a donné le nom de fquelette à tout l'affemblage des os qui compofent notre édifice. Quand cet affemblage eft confervé tel qu'il eft dans fon état naturel avec les liens qu'il a reçus de la nature, on l'appelle fquelette naturel. Quand il eft fait par des liens qui fuppléent aux ligamens naturels, & qui ont été inventés & mis en ufage par le fecours de l'art, on l'appelle fquelette artificiel.

L'on met en ufage deux fortes de fquelettes naturels; l'un eft le fquelette frais & récent, tel qu'il eft quand peu de temps après la mort on a dépouillé les os des parties dont ils font recouverts, à l'exception des ligamens & des cartilages, que l'on a laiffés dans leur entier; l'autre eft le fquelette naturel defféché, c'eft-à-dire un fquelette dont les ligamens font confervés fecs dans leur fituation par l'effet de certaines liqueurs dont on a eu foin de les pénétrer, & ces liqueurs les mettent à l'abri de l'injure de l'air, de la pourriture & des insectes.

On distingue encore différentes sortes de squelettes, à raison de l'âge plus ou moins avancé des sujets dont ils faisoient l'édifice osseux. Ainsi il y a des squelettes d'embryons, de fœtus à terme, d'enfans, d'adultes & de vieillards. Il y a des squelettes d'hommes & des squelettes de femmes. La nature a établi des différences jusques dans les squelettes des deux sexes; chaque espèce de squelette a son utilité.

Le squelette artificiel est un assemblage de tous les os du corps humain, retenus dans leur place & leur situation naturelle par du fil de fer ou du laiton. Cet assemblage a bien des avantages que les autres squelettes n'ont point; car, outre qu'il représente comme eux les os dans leur véritable position, l'on y voit sans aucun obstacle les os dans toute leur étendue; l'on y distingue aussi clairement leurs extrémités que leurs parties moyennes; leurs figures, leurs couleurs, leurs cavités, leurs éminences, leurs faces, leurs bords, leurs trous, leurs canaux y paroissent sensiblement. On les peut examiner en tout temps.

Ces squelettes sont des livres toujours ouverts, dans lesquels l'œil du Physicien trouve une nourriture utile à sa curiosité,

& une source inépuisable de recherches intéressantes ; mais il faut savoir lire dans un tel livre pour en connoître le prix. Il renferme toute l'Anatomie pour celui qui l'examine avec des yeux savans ; il y voit les attaches de tous les ressorts qui sont les organes immédiats du mouvement ; il y suit la distribution de tous les nerfs & de tous les vaisseaux ; il y voit la position des viscères ; il y trouve les organes des sens ; il passe, dans la contemplation de l'image de la mort, des momens délicieux : son esprit, touché de l'éclat des vérités qui sortent des horreurs du tombeau, n'est occupé que des merveilles que la nature étale dans la construction des corps animés.

Il est vrai qu'il faut être Physicien & Anatomiste pour goûter ces plaisirs utiles à la société. Celui qui n'est qu'initié dans les mystères de l'Anatomie, ne trouve dans le squelette qu'un assemblage affreux d'os décharnés, qu'un reste de matière qui a échappé à la pourriture & à la faim dévorante des vers. Il y a peu d'Etudians à qui ces tristes idées ne se présentent au commencement de leurs études ; il y a même des esprits assez foibles pour se laisser aller à tout ce qu'elles ont de rebutant, & qui, terrassés à l'aspect du squelette & du cadavre, renoncent pour

jamais à l'Anatomie. Ils ont raison, ils
ne font pas dignes d'aspirer à la gloire de
guérir des hommes.

Le squelette naturel & récent renferme
de son côté bien des avantages, que l'on
ne trouve point dans le squelette artificiel. L'on y apperçoit le périofte, cette
membrane qui eft fi fouvent le fiége des
maladies des os, & de nos douleurs. On
y découvre les capfules articulaires, les
ligamens qui affermiffent les os dans leur
union, leur nombre, leur direction, leur
pofition, les tendons voifins des articulations, les cartilages.

Toutes ces connoiffances font d'une
néceffité indifpenfable pour remédier aux
maux qui attaquent les articulations, tels
que les fractures, les luxations, les
dépôts qui s'y forment, les caries qui en
font fouvent les fuites, les plaies qui y
pénètrent, les coups qui les meurtriffent,
la dépravation des fucs articulaires, les
difformités qui accompagnent le rachitis
dans les enfans, l'épanchement du fuc
offeux, les concrétions tophacées qui fe
forment dans les cavités articulaires, les
gonflemens, les exoftofes, les anky-
lofes, &c. Or il faut convenir que la
connoiffance exacte du squelette récent
répand plus de lumières fur la nature de
ces maladies diverfes, & fur le choix des

moyens d'y remédier, que la simple étude
des os secs.

L'étude des os secs nous fait connoître
à la vérité la forme extérieure des os:
elle peut nous aider beaucoup à connoître leur structure intérieure, & par
conséquent à comprendre de combien de
maladies différentes ils sont susceptibles;
mais, comme le remarque judicieuse-
ment un Anatomiste très-célèbre de son
temps (*a*), quand nous considérons les
os joints ensemble dans un cadavre, nous
y pouvons remarquer beaucoup plus de
choses pour l'usage de la Médecine,
d'autant que les liaisons que les os ont
ensemble par les cartilages & les ligamens, & même par la diversité de leurs
articulations, sont très-différentes dans
les os desséchés, de celles que l'on voit
dans les os pendant qu'ils sont encore
humides; car il y a, ajoute le même
Auteur, de certaines cavités aux os secs
que l'on jugeroit être cotyloïdes, parce
qu'elles sont dépouillées de leur cartilage, qui véritablement sont glénoïdes
dans le cadavre, leurs cavités étant remplies par des cartilages; & au contraire,
quelques-unes paroissent glénoïdes dans
les os secs, qui sont cotyloïdes dans le

(*a*) *Riolan, Manuel anatomique.*

cadavre, leurs cavités étant augmentée
par les sourcils cartilagineux de ces os.

De plus, la forme extérieure & les qualités des os se montrent bien plus clairement au cadavre qu'aux os préparés, d'autant qu'ils perdent beaucoup de choses en les faisant macérer ou bouillir ; comme les bordures cartilagineuses, la membrane qui les enveloppe, qui est le périoste, la liqueur articulaire, & la moëlle ou le suc moëlleux qui est dans leurs cavités.

Les différens mouvemens que l'on fait exécuter aux os frais, représentent bien plus au naturel les mouvemens que nous exécutons pendant que nos ressorts sont animés, que les mouvemens que l'on fait exécuter aux os secs, quelque artistement qu'ils soient unis. Ces mouvemens sur le cadavre portent dans l'esprit une certaine conviction qu'ils s'exécutent de même pendant que nous vivons. Ces mêmes mouvemens dans le squelette artificiel, nous laissent toujours douter s'ils s'exécutent de cette même manière pendant la vie. Il faut même convenir que, quelque adroitement que soit monté un squelette, jamais certains mouvemens ne sont si étendus que dans le cadavre, tandis que certains autres ne le sont que trop pour être la véritable peinture du

naturel. L'on ne voit point dans le fquelette artificiel ni les plis & les rugofités
que font les capfules dans les différentes
attitudes des membres ; ni le raccourcif-
fement ni l'alongement des ligamens ;
quel eft le tendon, le mufcle, la gaîne,
le ligament qui eft déchiré ou tiraillé dans
telle ou telle luxation ; quelle eft la direction que l'on doit fuivre dans les
extenfions & les contre - extenfions pour
ménager un tendon, un ligament prêts à
être déchirés, fi l'on fait l'extenfion & la
contre-extenfion dans une direction qui
ne foit pas la bonne.

Tant d'avantages, inféparables de
l'étude de l'Oftéologie franche, m'ont
engagé à déterminer, dans l'expofition
de chaque os, les attaches & les infer-
tions des tendons des mufcles, des principaux ligamens, & des capfules articulaires : ouvrage pénible pour l'Auteur &
pour ceux qui liront ce Traité ; car je ne
diffimulerai point que tant de détails font
ennuyeux pour ceux qui, dans l'étude
de la Médecine, veulent plus donner à
l'imagination qu'au témoignage des fens,
ou qui voudroient fubftituer dans une
fcience toute fondée fur la raifon éclairée par les fens, les raifonnemens abftraits
de la métaphyfique, ou des hypothèfes
enfantées par l'orgueil & par la pareffe.

Le squelette naturel desséché, participe des avantages du squelette naturel & du squelette artificiel ; comme celui-ci, l'on peut le consulter en tout temps, on le peut transporter où l'on veut. Nous sommes convaincus que l'ouvrier ne nous en a point imposé dans l'assemblage des os tel que nous le trouvons dans cette forte de squelette ; comme le squelette naturel, il nous trace une légère idée des capsules & des principaux ligamens.

Mais dans cette forte de squelette les ligamens & les capsules raccornies ne permettent aux os presque aucun mouvement ; les ligamens & les capsules y ont perdu leur forme naturelle ; les extrémités des os, les cavités articulaires font entiérement cachées par les ligamens & les capsules raccornies.

Le squelette des enfans a bien des utilités ; l'on y remarque à loisir les épiphyses des os, le progrès de leur ossification, de quelle manière elles se changent en apophyses ; l'on y voit bien des couches cartilagineuses qui disparoissent avec l'âge & prennent une consistance osseuse.

Dans celui des fœtus & des embryons, l'on découvre ce que l'ossification a de plus mystérieux, ses progrès ; le changement & la métamorphose de plusieurs membranes en une substance, tantôt cartilagineuse, tantôt osseuse. L'on y découvre le périoste ; l'on voit ces lames internes se changer en couches osseuses ; l'on y apperçoit la disposition des fibres osseuses, leur direction, leur réunion pour former des couches, la réunion des couches pour produire la substance compacte, leur séparation pour produire la substance cellulaire des os ; l'on y découvre les vrais élémens de la substance cartilagineuse.

Il conviendroit même d'avoir des squelettes de presque tous les âges ; l'on ne sauroit sans de tels secours, donner une description exacte des procédés de la nature dans le développement des parties les plus dures des corps animés ; l'on ne sauroit douter qu'elle ne travaille continuellement à affermir la base de notre corps : il suffit, pour s'en convaincre, de comparer les os d'un homme enlevé à la fleur de son âge avec ceux d'un vieillard ; de comparer le squelette d'un enfant avec celui d'un adulte ; celui d'un fœtus avec celui d'un enfant, celui d'un embryon avec celui d'un fœtus.

Après une telle comparaison, l'on ne pourra s'empêcher de convenir que l'ouvrage de l'ossification dure autant que nos jours ; que, lors même que les parties molles de nos corps se détruisent, la plupart de nos os augmentent en volume & en dureté; & que, quelque vieux que nous soyons, les maladies des os sont plus guérissables que les maladies des parties molles. L'expérience journalière prouve cette vérité, & confirme ce que la saine théorie oseroit avancer, même sans le secours de l'expérience.

Les squelettes des deux sexes ne sont point sans utilité: dans celui de la femme, on remarque, comme dans le tissu de toutes ses parties, une certaine mollesse dans les reliefs, une couleur plus blanche, moins d'épaisseur, une surface plus lisse, plus égale; tout y est plus finement travaillé; les apophyses y sont moins saillantes, les cavités moins profondes, les tubérosités moins élevées; les os pubis sont plus écartés par en bas, leur symphyse est moins élevée, l'os sacrum est un peu plus reculé, les tubérosités des os ischium plus écartées, les bords du bassin plus évasés, sa cavité totale est un peu plus grande; le thorax est un peu moins étendu, les ligamens sont moins forts, les cartilages moins gros & plus souples; les os des extrémités sont d'une extrême délicatesse & souvent plus petits, même dans la vieillesse, que ceux que nous avions dans notre enfance.

Si l'on demandoit de quelle utilité il est de connoître de telles différences, je répondrois, 1°. qu'il convient & qu'il est beau de connoître ce qui est. En second lieu, que de telles connoissances sont réellement très-utiles, même dans la pratique; parce qu'il peut arriver qu'une grosseur qui sur nous seroit naturelle, pourroit être une maladie dans la femme; & réciproquement telle cavité qui chez nous ne seroit que naturelle, pourroit dans certains cas être une maladie dans la femme; & que dans certains cas où l'on doute s'il y a luxation ou s'il n'y en a pas, & dans bien d'autres circonstances, il est impossible de se décider sagement si l'on n'a bien présentes les différences que je viens de proposer.

De tout ce que je viens d'avancer sur les avantages que nous présente chaque espèce de squelette, l'on conclura aisément que l'étude des os sur les squelettes est très-utile; mais est-elle suffisante? J'ose avancer qu'elle ne suffit point. Ce n'est point assez de connoître les dehors grossiers des os; de tels objets frappent tous les yeux: il faut de plus, quand on veut s'instruire sur le squelette récent, disséquer les ligamens, examiner leur direction, leurs vraies attaches, les différentes couches dont ils sont composés;

il faut ouvrir les capsules : ce n'est qu'en
suivant cette méthode que l'on découvre
la véritable forme des cavités articulaires.

A l'ouverture de chaque articulation,
deux surfaces, & souvent beaucoup plus
de deux, d'un blanc éclatant, se présentent aux yeux; elles sont d'un poli qui
surpasse toute expression; il paroîtroit
étonnant que des surfaces, dans un mouvement presque continuel de l'une sur
l'autre, ou de toutes les deux à la fois,
conservassent leur souplesse, leur poli,
leur délicatesse, si l'on n'appercevoit en
même temps la cause qui s'oppose à leur
destruction. Une liqueur grasse, onctueuse, continuellement fournie, continuellement reprise, & par conséquent renou-
vellée à chaque instant, & sans cesse
promenée sur les surfaces des os articulés;
le mouvement qui tend à détruire ces
surfaces, est la main qui répand & étend
cette liqueur utile.

Ces surfaces polies ne sont pas les vraies
surfaces de la substance, ou de l'extrémité de chaque os : ce sont deux couches
cartilagineuses, dont l'une, comme une
calotte, se moule sur l'extrémité plus ou
moins saillante d'un des os articulés, &
y est si intimement collée, qu'il est plus
aisé de la détruire que de la séparer:

l'autre se plonge dans la cavité d'un des os articulés, la tapisse de toutes parts, & ne lui est pas moins intimement unie que la première, qui revêt l'extrémité saillante de l'os opposé.

Un ou plusieurs organes glanduleux, pour la défense desquels il se trouve des cavités pratiquées dans chaque articulation, ou dans le contour de l'articulation, fournissent la liqueur onctueuse qui entretient la souplesse de chaque lame cartilagineuse, & facilite le mouvement des extrémités osseuses, en rendant leur surface extrêmement glissante. Les cavités où ces glandes reposent, ne les exposent qu'à une compression douce de la part des os remués, suffisante pour exprimer les sucs dont elles sont pénétrées, trop foible pour blesser la délicatesse de leur tissu.

Une membrane forte, souple, pliante, dont la surface, qui touche les bords des extrémités des os, est continuellement humectée de la liqueur articulaire, s'attache au contour de chaque extrémité des os articulés, enveloppe toute la cavité articulaire, & retient dans la cavité articulaire une liqueur qui sans son secours s'épancheroit à chaque instant, & cesseroit d'être utile aux deux couches cartilagineuses & à la membrane articulaire.

Toutes ces vérités font démontrées; elles font d'une utilité extrême; mais on ne les découvre point en fe contentant de confidérer le fquelette naturel dans fon entier. Je le répète, il faut décompofer foi-même l'édifice offeux, fi l'on veut découvrir ce qu'il y a de beau & d'utile dans fa ftructure.

Après avoir découvert dans chaque articulation les objets dont je viens de parler, il faut faire exécuter aux deux extrémités des os les mouvemens dont elles font fufceptibles : alors on les voit tantôt gliffer les unes fur les autres ; tantôt l'éminence faillante de l'os, toute gliffante qu'elle eft, ne décrire aucun mouvement local ; elle refte immobile fur fon centre & fur la cavité articulaire de l'os oppofé, pendant que l'os entier dans toute fa longueur décrit prefque tous les mouvemens des leviers remués en toute direction par une de leurs extrémités, fur leurs extrémités oppofées confidérées comme centre de ces mouvemens. Tantôt l'on voit la tête d'un os encore à demi enveloppée de fa capfule & de fes ligamens, faire fur fon axe un mouvement de demi-rotation en deux fens oppofés ; enfin on peut la voir refter prefque immobile dans la cavité de l'os dans laquelle elle eft reçue, pendant que l'on fera décrire à l'os, que l'on tiendra faifi d'une main, un mouvement en fronde ou circulaire.

Il ne fuffit pas, pour retirer de l'Oftéologie fraîche tout le fruit que l'on a droit d'en attendre, d'acquérir par fon moyen une jufte & exacte idée de la ftructure des articulations & de la mécanique de nos mouvemens; l'on y peut auffi trouver une fource féconde de connoiffances fur la ftructure des os. Pour les acquérir, il ne faut pas borner fes regards fur la furface de chaque os; elle ne nous offriroit qu'un corps dur blanc, plus blanc, plus dur vers le milieu qu'aux extrémités, percé de quelques trous, relevé de quelques éminences, creufé de quelques enfoncemens; tantôt rond, tantôt ovale, tantôt applati, tantôt terminé par des bords réguliers, tantôt par des angles faillans; il faut que nos regards pénètrent jufques dans l'intérieur des os; il faut artiftement mettre au grand jour ce qu'ils ont de plus caché; il faut, pour y réuffir, fcier les os encore récens dans toute leur longueur.

Et alors, non-feulement l'on apperçoit dans les os longs une grande cavité ou tuyau cylindrique, prefque auffi long que l'os, rempli d'un fuc gras onctueux à demi figé, appellé la moëlle ou fuc médullaire. L'on y découvre vers les extrémités, des cellules ou feuillets offeux

sans nombre ; & les cavités multipliées à
l'infini de tous ces feuillets remplies d'un
suc de même nature que celui qui, comme
un cylindre médullaire, remplit la grande
cavité du canal cylindrique.

L'on voit en quels lieux l'os est plus
dur, plus cassant ; en quels endroits il
reçoit les vaisseaux qui le nourrissent ; l'on
y découvre la raison de sa grosseur aux
extrémités, & pourquoi il est de beaucoup
plus étroit dans son milieu ; l'on y découvre des franges membraneuses, & c'est
dans ces franges membraneuses que le suc
médullaire est déposé ; l'on y apperçoit
une petite membrane étendue sur la surface du cylindre médullaire, membrane
que l'on a prise pour le périoste interne.

L'Ostéologie fraîche nous fait connoître la structure du périoste, les liaisons
étroites & les adhérences intimes qu'il a
avec l'os auquel il sert d'enveloppe ; comme il couvre toute la surface de chaque os,
excepté les extrémités articulaires qui ne
sont recouvertes que d'une lame ou
couche cartilagineuse, sa différente épaisseur en différens endroits, les différentes
couches dont il est composé, les vaisseaux
sans nombre & les nerfs qui se répandent
dans son tissu.

Après avoir puisé de l'Ostéologie
fraîche les connoissances qui sont relatives

à la ſtructure & à la mécanique du mouvement des os, il convient d'en puiſer
encore qui aient un rapport, s'il ſe peut,
plus intime avec les luxations & les fractures. Il faut faire des luxations, en ré-
duire quelques-unes, diſſéquer les articulations des os que l'on a luxés, examiner
les ligamens & les tendons qui ſouffrent
le plus dans les luxations que l'on a faites,
réfléchir ſur les moyens les plus propres à
faire rentrer l'os dans ſa place quand les
ligamens ſont forcés à tel ou tel degré,
quand les tendons ſont tiraillés ou déchirés.

L'on doit faire de ſemblables recherches ſur les fractures: ce n'eſt qu'en pro-
cédant de cette manière, que l'on peut
retirer de l'Oſtéologie fraîche toute
l'utilité que ſon étude offre à ceux qui ſe
deſtinent à l'art de guérir.

Nous avons parlé ci-devant de l'utilité
du ſquelette artificiel; mais devons-nous
borner nos recherches à cet arrangement
artificiel des différens os qui entrent dans
la compoſition de notre édifice? Pourroit-
on acquérir par ce ſeul ſecours une exacte
connoiſſance de l'Oſtéologie? Les connoiſſances que l'on acquiert à l'aide du
ſquelette artificiel ſont très-étendues à la
vérité; mais elles ne le ſont pas encore
aſſez. Je ne regarde même l'étude du

fquelette artificiel, que comme un moyen acceffoire à plufieurs autres.

En effet, nous avons vu que toutes les différentes efpèces de fquelettes ont leur utilité & leurs avantages ; mais, pour pénétrer dans tout ce que l'Oftéologie a de plus recherché, il faut l'étudier fur des os fecs détachés : fur de tels os rien ne s'oppofe aux recherches que l'on doit faire pour en développer la ftructure ; toutes leurs faces, leurs éminences paroiffent à découvert ; il faut féparer foi-même chaque os des os avec lefquels il eft uni ; il faut l'examiner avec foin dans toutes fes parties, le tourner & le retourner en plufieurs fens, examiner les furfaces & les bords par lefquels il eft uni avec les os voifins, compter le nombre de fes faces articulaires, fe faire une idée de la figure de chacune de ces faces & de fon étendüe, examiner fi elle eft inégale ou polie, découpée en pointes aiguës ou émouffées ; il faut le replacer foi-même, l'ajufter de nouveau avec les os dont on l'a féparé, obferver les trous, les canaux qui s'ouvrent, ou dans les lieux de fes unions avec d'autres os, ou dans le voifinage ; découvrir, pendant qu'on le tient féparé des autres os, des cavités qu'il nous cachoit pendant qu'il étoit dans fa fituation naturelle. Il faut porter l'exactitude dans la connoiffance de chaque os, jufqu'à diftinguer le droit du gauche, & s'il eft poffible, jufqu'à reconnoître, en voyant une partie quelconque de quelque os que ce foit, à quel os cette partie offeufe appartient, fi c'eft à un os de la tête ou du baffin, fi c'eft à un os du côté droit ou à un os du côté gauche.

Après avoir étudié l'Oftéologie & avoir parcouru toutes les autres parties de l'Anatomie, rien n'eft plus utile pour s'en rappeler la connoiffance, & pour rafraîchir le tableau que l'on en a dans l'efprit, que d'avoir fouvent recours aux fquelettes & aux os détachés. Il faut fouvent, en voyant tel ou tel os, fe dire à foi-même; tel mufcle s'attache à cette éminence, cette face offeufe eft toute recouverte ou en partie par tel autre mufcle, fur tel endroit de cet os il paffe un ou plufieurs cordons de nerfs, le tronc de telle ou telle artère paffe fur cette partie de l'os; telle partie du cerveau, par exemple, eft logée dans cette foffe offeufe de l'os fphénoïde, le cœur répond par fa pointe à telle ou telle côte, les gros vaiffeaux répondent à telle ou telle partie du thorax, la matrice, la veffie, le rectum répondent à telle ou telle partie du baffin; ici eft fitué le tronc de l'aorte, c'eft là qu'elle donne les carotides, les méfentériques, les émulgentes ; par telle ou telle arcade passe telle ou telle artère, tel ou tel nerf.

Si l'on étoit assez docile pour suivre l'avis que je donne ici, je suis persuadé qu'un Médecin, même dans les provinces les plus éloignées de la capitale, & par conséquent hors de la portée d'avoir des sujets, n'oublieroit jamais l'Anatomie, qu'il n'apprend souvent à Paris que pour aller perdre, dans des occupations qu'il croit peut-être plus utiles au Public, je veux dire dans l'exercice de sa profession, le fruit des peines qu'il s'est données pour s'instruire dans l'Anatomie. Mais une heure d'étude prise de temps en temps sur les soins qu'il doit à la pratique, & employée aux réflexions que je viens de proposer, ne dérangeroit nullement le cours de ses travaux, & les rendroit sans doute beaucoup plus salutaires à la société.

Avant que d'entrer dans le détail de la structure de chaque os en particulier, l'ordre exige que j'expose la structure des os en général, afin de descendre du général au particulier. Sur ce principe est fondée la nécessité dans laquelle je me trouve de présenter d'abord à l'esprit tout ce que la surface extérieure des os offre à nos yeux. Il y en a de longs, de larges & de petits. Il convient donc d'en faire

trois claſſes différentes ; mais ces différens
os offrent des éminences de différente
figure & conſiſtance. Il eſt donc néceſſaire
de définir les différences eſſentielles des
éminences des os.

Les dehors des os ſont creuſés de différentes cavités dont la connoiſſance eſt
utile ; il convient donc de rapporter ces
cavités à des choſes connues , & de leur
donner des noms qui , en ſe gravant dans
la mémoire , éclairent l'eſprit ſur la nature & les propriétés de ces enfoncemens.
Les os ſont liés les uns avec les autres,
& ces liens , loin de nuire à leurs mouvemens , ne ſervent qu'à les affermir. Sans
leur ſecours nos os ſe dérangeroient dans
leurs mouvemens. Il eſt donc néceſſaire
d'entrer dans la connoiſſance de ces
reſſorts qui maintiennent nos os dans leur
union.

Mais les ſurfaces par leſquelles les os
mobiles ſe touchent ont été préparées
avec ſoin ; elles ſont liſſes , elles ſont
polies , elles ont des figures différentes ;
elles favoriſent tel ou tel mouvement,
elles excluent tel ou tel autre. Il eſt donc
indiſpenſable d'entrer dans le détail des
articulations , de faire connoître leurs
différences. Sans de telles connoiſſances,
il nous eſt impoſſible de nous former
une juſte idée de la mécanique de nos

mouvemens, & de remédier avec connoissance de cause aux dérangemens sans nombre qu'ils éprouvent pendant le cours de la vie.

Aux extrémités des os mobiles, une substance, d'une consistance moyenne entre les chairs & les os, recouvre les extrémités osseuses; dans d'autres endroits cette substance termine les os, & leur sert, pour ainsi dire, de supplément: dans certains lieux elle forme des organes particuliers, & essentiels à la vie; c'est le cartilage. Il convient donc, & la nature de la chose exige, que nous entrions dans le détail de la structure des cartilages, que nous déterminions les lieux où ils sont placés, & les organes qui en sont composés.

Les extrémités des os mobiles sont continuellement humectées d'une liqueur toujours nouvelle, appelée suc articulaire. Il est à propos d'en déterminer la nature & les propriétés, & de faire connoître les sources fécondes qui la renouvellent, les vaisseaux qui la reprennent, & les organes qui la séparent du commerce des autres liqueurs. De telles connoissances sont nécessaires; elles sont des guides qui doivent nous conduire dans la connoissance de bien des maladies; sans elles nous n'agirions qu'en aveugles dans

le

le traitement des maladies des os ; fans elles chaque mouvement des os feroit pour nous une énigme obfcure.

Un fuc gras & onctueux abreuve nos os, il entretient leur foupleffe ; chaque fibre, chaque écaille offeufe en eft pénétrée ; ce fuc circule, il eft continuellement renouvelé, il eft dépofé dans des cavités qui lui fervent de réfervoirs. Ces fucs ne font utiles qu'autant qu'ils coulent avec liberté ; s'ils féjournent, ils perdent leur douceur, & détruifent même par leur acrimonie le tiffu des parties dont ils doivent entretenir la foupleffe. Ce font les fucs médullaires. Il eft donc néceffaire de les connoître, de développer les organes qui les préparent, & les cavités qui les renferment ; d'en déterminer la nature, la confiftance & les propriétés.

Les os, examinés depuis l'inftant de leurs développemens jufqu'à l'extrême vieilleffe, nous offrent des connoiffances utiles. Elles nous apprennent que les parties les plus ténues de nos fluides peuvent, par un fimple repos & par la cohérence de leur furface, prendre un degré de folidité auffi ferme que l'ivoire, & plus folide que le marbre. Elles nous inftruifent de la nature des fucs qui nourriffent les os ; elles nous font connoître

*Partie I.*B

qu'ils font formés d'une lymphe épaiſſie.
Donc ils ſont réparés, agrandis, endurcis
par la lymphe.

De telles obſervations ſont néceſſaires
pour renfermer les uſages de la moëlle
dans de juſtes bornes, & pour connoître
que les ſucs gélatineux nous nourriſſent
& vivifient nos reſſorts, même les plus
ſolides. Elles nous développent les procédés de la nature dans le grand ouvrage
de l'oſſification ; elles nous forcent de
conclure, contre le ſentiment de la
plupart des Anatomiſtes, que la lymphe
devient oſſeuſe, ſans qu'il ſoit néceſſaire qu'elle forme des expanſions membraneuſes.

Ces ſucs ſont verſés dans le tiſſu des os
par une multitude innombrable de vaiſſeaux ; nos yeux aidés de verres n'en dé-
couvrent point les derniers rameaux ; l'art
des injections ne nous éclaire que ſur la
poſition des troncs ; il eſt néceſſaire de
connoître ces petits troncs, d'en déterminer la direction, de les ſuivre juſqu'aux
endroits où ils ſe dérobent à nos ſens,
& juſques aux ſources où ils prennent
naiſſance.

La plupart de ces vaiſſeaux, avant de
ſe plonger dans les anfractuoſités & dans
les cavités intérieures des os, rampent

dans une membrane qui eſt intimement adhérente aux os, & qui en recouvre la ſurface. C'eſt le périoſte : la connoiſſance de cette membrane eſt importante ; comme elle influe beaucoup dans le développement des os, elle eſt auſſi le ſiége de pluſieurs maladies qui attaquent enſuite leur ſubſtance ; rien ne pénètre dans leur tiſſu, qui n'ait en quelque ſorte été préparé dans le périoſte ; rien ne s'échappe de leur tiſſu, de leurs cavités, de leurs vaiſſeaux, qu'il ne traverſe de nouveau le périoſte. Dans cette membrane tout eſt intéreſſant ; ſon tiſſu, ſa ſenſibilité, les accidens terribles qui accompagnent la moindre léſion du périoſte, ſa transformation dans une ſubſtance oſſeuſe, nous impoſe le devoir d'en développer la ſtructure, d'apprécier la part qu'elle prend dans l'ouvrage de l'oſſification.

Il n'eſt point étonnant que l'examen du périoſte ait été la ſource de tant d'opinions différentes ; mais il eſt étonnant que quelques-uns aient oſé avancer qu'il étoit comme un ſecond cœur, qu'il pouſſoit par une force de contraction les liquides dans le tiſſu intérieur des os. Une telle opinion tombe d'elle-même. Je reſpecte trop les occupations de ceux auxquels cet ouvrage eſt conſacré, pour les retenir dans de vaines difcuffions, qui auroient pour objet de réfuter un fentiment contraire à la raifon & à l'expérience. Il me fuffira de fuivre cette membrane dans les métamorphofes admirables qu'elle éprouve dans le cours de l'accroiffement de nos os, de prouver que les fucs dont elle eft arrofée, que les filets qui entrent dans fon tiffu, femblables à ceux qui nourriffent & développent nos ongles, fe changent en une fubftance offeufe, & que de même que les couches les plus internes de l'aubier dans les arbres deviennent fucceffivement des couches ligneufes, de même auffi les couches du périofte qui font les plus voifines des os, fe transforment dans des couches véritablement offeufes.

S'il eft important que tous ceux qui afpirent à l'art de guérir connoiffent exactement le périofte, il ne me paroît pas moins intéreffant de les empêcher d'admettre comme une vérité, une erreur prefque univerfellement répandue au fujet des prolongemens du périofte fur la furface des grandes cavités intérieures des os. Une membrane femblable au périofte externe, & qui en eft une continuation, fe prolonge, fuivant des Auteurs refpectables, fur la furface intérieure des os; elle eſt aux couches intérieures de l'os, ce que le périoſte externe eſt aux couches extérieures. L'on n'a pas fait difficulté de regarder cette membrane imaginaire, comme le ſiége de la plupart des maladies intérieures des os. Pour faire tomber une doctrine élevée ſur des principes que l'Anatomie déſavoue, il me ſuffira de prouver que cette membrane n'exiſte point.

Les éminences, les cavités, les ligamens, les cartilages, les glandes articulaires, la moëlle, ſes vaiſſeaux, le périoſte, ſes veines, ſes nerfs, ſes artères, les fluides qui circulent dans tous ces vaiſſeaux, & qui unis à un peu de terre produiſent les plus dures parties des corps animés, ſont-ils les ſeuls objets qui ſe préſentent à nos recherches ? Il eſt vrai que la dureté des os ſemble nous interdire la connoiſſance des élémens ſenſibles dont ils ſont compoſés. Cependant, plus la difficulté d'acquérir une telle connoiſſance eſt grande, plus il eſt digne de nous d'y parvenir.

Dans cette vue, j'examine le tiſſu même des os. Je fais voir que les premiers élémens phyſiques & ſenſibles des os ſe montrent à nos yeux ſous la forme de petites écailles, arrangées à peu près comme les écailles qui recouvrent la peau des poissons ; que ces écailles forment des fibres ; que dans les os longs, ces fibres sont longitudinales ; que dans les os larges elles partent du centre de chaque épiphyse osseuse, à mesure qu'elle se développe, pour se transformer en une substance osseuse ; que ces fibres au milieu des os longs sont très-serrées les unes contre les autres ; qu'elles s'écartent les unes des autres aux extrémités ; qu'elles forment des couches placées les unes sur les autres ; que l'union intime de ces couches au milieu des os longs forme une substance extrêmement dure, appelée pour cette raison substance compacte, & que l'écartement successif de ces couches à mesure qu'elles s'approchent des extrémités, forme des loges, des aréoles, & une substance cellulaire ; qu'il se détache de ces mêmes couches des filets très-déliés qui, se croisant en tous sens, forment une troisieme substance très-différente des deux précédentes : cette substance est un véritable réseau, c'est pourquoi elle mérite le nom de substance réticulaire ; que c'est à l'écartement des couches osseuses que les os longs doivent la grosseur de leurs extrémités, comme c'est à leur intime union qu'ils doivent la dureté & le petit volume qu'ils ont à leur milieu.

Toutes ces recherches font l'objet de l'Ostéologie en général; elles font des degrés qui préparent l'esprit à la connoissance de l'Ostéologie en particulier, c'est pourquoi je les ai réunies au commencement de cet Ouvrage. Mais comme une telle matière est vaste, j'ai cru devoir de temps en temps y recourir de nouveau, afin de délasser l'esprit fatigué par les détails nécessaires dans lesquels je suis entré sur la structure de chaque os en particulier. Trop de généralités proposées de suite seroient peut-être devenues ennuyeuses dans le commencement de l'Ouvrage; de simples détails, dénués de ces principes qui ont rapport aux généralités, auroient à la fin fatigué la constance & le zèle des Etudians dans l'étude de l'Ostéologie particulière. Pour éviter ce double écueil, j'ai semé, autant qu'il m'a été possible, dans tout le cours de l'Ouvrage, des réflexions relatives aux usages économiques des os, & quelquefois aux maladies auxquelles tel ou tel os est exposé.

Je commence l'Ostéologie en général par la division du squelette, & par le dénombrement des os du corps humain. Je parcours ensuite les objets que la surface extérieure des os offre à nos yeux, tels que leur longueur, leur largeur, leurs éminences, leurs cavités. De-là je passe aux articulations des os, à leurs symphyses, à leurs ligamens, aux capsules articulaires, aux cartilages, aux glandes articulaires. J'entre ensuite dans l'examen de la moëlle des os, de ses membranes, de ses vaisseaux.

Après avoir traité de la moëlle, de ses usages, & des organes qui la préparent, j'entre dans l'examen du périoste, & dans la mécanique du développement des os. Je n'ai point suivi l'Ostéogénie dans tous ses détails. Dans l'Ostéologie en général, dans le cours de l'Ostéologie en particulier, la description de certains os m'a fourni des occasions de revenir en plusieurs endroits aux règles que suit la nature dans le développement des os en général & de quelques os en particulier. Après l'examen du périoste, je suis entré dans celui des vaisseaux qui se distribuent dans les os & des sucs qu'ils leur fournissent. Je termine l'Ostéologie en général par l'examen des élémens & des substances des-os.

Dans l'Ostéologie en particulier, je suis l'ordre que la division ordinaire du

fquelette femble dicter. Je traite d'abord
des os de la tête & de la face; j'examine
la ftructure de chaque os en particulier ;
je détermine fes ufages , fes trous, fes
éminences , fes cavités, fes faces , fes
côtés , fes angles. Je développe fes éminences, fes trous, fes canaux, fes cavités.
J'indique les parties molles auxquelles il
donne attache; celles qui font contenues
dans fes cavités , les nerfs, les vaiffeaux
qui paffent par fes canaux , les mufcles
qui s'attachent à fes éminences. Je détermine avec quels os il eft uni , par quel
bord il eft uni à chacun des os voifins.
Je prefcris la méthode qu'il faut fuivre
pour le placer dans fa fituation naturelle ,
& pour diftinguer au premier coup d'œil
un os du côté droit d'un os du côté
gauche. J'indique de laquelle des deux
fubftances , de la cellulaire ou de la
compacte , il eft compofé , en quels endroits l'une de ces deux fubftances do-
mine , en quels endroits elle manque
ordinairement.

Après avoir examiné chaque os en particulier, je reviens au tout qui réfulte de
leur affemblage , c'eft-à-dire, que j'examine le crâne & la face dans leur entier.
Je divife leur furface intérieure & leur
furface extérieure en différentes régions.

B v

J'indique les parties intérieures qui répondent par leur situation à telle ou telle
région déterminée fur la furface des os
du crâne & de la face. J'expofe de fuite
les trous & les canaux ; je les réduis à
un certain nombre de paires , & je fais
quadrer, autant que l'Anatomie le permet , le nombre des principaux canaux
avec celui des paires de nerfs qui naiffent
du cerveau. Il n'y a nul trou , nul canal
dans le crâne , ni même dans les détours
les plus cachés du vifage, dont je n'aie
fixé l'ufage. J'ai eu foin de faire connoître de quelle paire de nerfs naiffent
les filets qui paffent par chaque canal ;
à quelle artère principale on devoit rapporter les rameaux qui paffoient dans
chaque trou, dans chaque canal, non-
feulement de la bafe du crâne , mais
auffi du vifage , & de la voûte du
crâne.

Je me fuis étendu, autant que l'importance du fujet l'exige , fur la ftructure
des dents, fur le développement de
celles de la première dentition, fur celui
des dents de la feconde dentition, fur
les maladies fâcheufes qui font les effets
de la première dentition. Je propofe les
moyens qui me paroiffent convenables
pour remédier aux funeftes effets que

produifent les racines des dents fur les
nerfs de la cinquième paire. Je détermine
les canaux qui conduifent les artères &
les nerfs aux dents de la mâchoire fupé-
rieure ; j'en ai découvert quelques - uns
qui avoient échappé aux recherches des
Anatomiftes.

Après l'expofition des os de la tête,
j'entre dans le détail de ceux qui compofent cette colonne offeufe, qui, par
la ftructure fingulière des différentes
pièces dont elle eft compofée, forme un
tout ifolé, & qui, par fes ufages auffi
importans que multipliés, fait partie du
baffin du thorax, conftitue le cou & les
lombes, renferme un fecond cerveau,
donne l'iffue à la plupart des nerfs du
corps humain ; qui, quoique mobile dans
toutes fes parties, eft en quelque forte
le point fixe des os de la poitrine, la bafe
& le foutien de la tête, & qui eft connu
fous le nom d'épine.

Je l'examine d'abord dans fa totalité,
j'indique fes courbures. Les pièces qui
la compofent font appelées vertèbres. Je
détermine d'abord les caractères de ref-
femblance de toutes les vertèbres entre
elles ; je les divife enfuite en trois claffes ;
j'entre dans l'expofition des caractères
communs que les vertèbres de chaque

claſſe ont entr'elles, & les différences qui
diſtinguent les vertèbres d'une claſſe, des
vertèbres des deux autres claſſes. J'examine enſuite chaque vertèbre en particulier. Je détermine les caractères de
différence & de reſſemblance qu'elle a
avec toutes les autres, & ces caractères
la font reconnoître d'une manière à ne la
point confondre avec toutes les autres
vertèbres. J'indique les trous, les échancrures, les éminences, les facettes articulaires de chaque vertèbre. J'entre dans
le détail de leurs uſages. J'indique les
nerfs que les échancrures tranſmettent,
les artères & les veines qui y paſſent,
les muſcles, les ligamens qui s'attachent
aux éminences. Je finis l'hiſtoire des vertèbres par l'expoſition anatomique de la
ſubſtance inter - vertébrale, & par des
réflexions fondées ſur l'aſſemblage de
toutes ces pièces, & ſur les avantages qui
en réſultent.

Après l'hiſtoire de la colonne des vertèbres, j'entre dans celle des pièces qui
compoſent la poitrine oſſeuſe. Le nombre
total des côtes eſt déterminé, ainſi que
celui des côtes de chaque moitié de la
poitrine. Je m'arrête dans l'examen de
la poitrine, dans ſa totalité. Je diviſe,
ſuivant l'uſage reçu, les côtes en vraies

& en fauſſes. J'indique les différences qui font diſtinguer les vraies côtes des fauſſes; j'examine la figure, les courbures, les directions des côtes, leurs faces, leurs bords, leurs extrémités, leurs articulations avec les vertèbres, les unions des vraies côtes avec le ſternum. Je décris leurs cartilages, leur figure, leur grandeur, leur groſſeur différente. J'examine enſuite les caractères particuliers de quelques-unes des vraies côtes, telles que les premières & les ſecondes; j'examine de même les fauſſes côtes, les différences & les reſſemblances qu'elles ont entre elles. Je paſſe enſuite à la deſcription du ſternum, des différentes pièces dont il eſt compoſé, de ſes faces, de ſes extrémités, de ſes bords, de ſes éminences, des cavités qui ſont creuſées le long de ſes bords. J'examine de nouveau le thorax dans ſa totalité. Je trouve dans la ſtructure des côtes, dans leurs courbures, leurs articulations aux vertèbres, leurs unions au ſternum, les cauſes de ſa dilatation & de ſon reſſerrement dans la reſpiration. Je finis l'hiſtoire du thorax en indiquant les muſcles, les ligamens qui s'attachent aux éminences & aux empreintes muſculaires, que j'ai eu ſoin de déterminer dans l'expoſition particulière des côtes, du sternum & des vertèbres.

Le bassin forme l'extrémité inférieure du tronc, il en est la base & le plus ferme appui ; il tient aussi le dernier rang dans l'Ostéologie du tronc. J'examine d'abord le bassin dans sa totalité, les différences du bassin des deux sexes ; j'entre dans le détail des pièces dont il est composé ; j'examine la structure de chacune de ces pièces séparément ; je décris ses faces, ses bords, ses éminences, ses cavités ; par quels bords chaque os du bassin est uni avec les pièces voisines, par quelle éminence ou quel enfoncement il donne attache à tel muscle, ou passage à tel ou tel vaisseau, insertion à tel ou tel ligament.

Après avoir examiné chaque os du bassin séparément, je reprends le bassin dans sa totalité ; je détermine d'ordre les attaches & les insertions des muscles, en examinant successivement toute la surface du bassin, depuis la partie antérieure jusqu'à la partie postérieure. Mais je ne détermine les attaches des muscles, qu'après avoir parcouru d'ordre & de suite toutes les éminences, toutes les cavités & échancrures du bassin, depuis sa partie antérieure jusqu'à sa partie postérieure. Je

finis en faisant connoître la différence qui
se trouve entre le nombre des os du bassin
dans notre enfance , & ces mêmes os
considérés dans l'âge parfait , & en dé-
terminant par quelle mécanique la ligne
de gravité tombe sur le bassin quand nous
sommes debout , ou est portée successivement d'un côté à l'autre du bassin
quand nous marchons.

A l'exposition du bassin succède celle
des os de l'extrémité supérieure. J'examine d'abord les os de l'épaule ; comme
ils sont attachés & appuyés sur la poitrine ,
de quelle manière l'os du bras est articulé
avec le grand os de l'épaule , c'est-à-dire
l'omoplate. J'indique les mouvemens
dont les os de l'épaule sont susceptibles ;
je décris les faces , les bords , les extrémités , les éminences, & tous les objets
dignes de remarque qu'offre à nos yeux
la surface extérieure de ces os. Je détermine avec soin les attaches des différens
muscles & celles des ligamens ; je continue l'histoire de l'extrémité supérieure
par l'exposition de l'os du bras ; j'indique
la situation des artères & des nerfs qui
sont placés le long de ces os, les muscles
auxquels il doit ses mouvemens , ceux
auxquels il donne attache, & qui agissent
ou sur l'avant-bras, ou sur la main ; j'entre

dans le détail des mouvemens divers dont il est susceptible, & de ceux qu'il permet aux os de l'avant-bras d'exécuter sur son extrémité inférieure. Pour cet effet, j'examine ses articulations avec l'omoplate & avec les os de l'avant-bras.

De l'os du bras je descends dans le détail de la structure des os de l'avant-bras; j'y détermine les attaches des muscles, des tendons, des ligamens, la position des principaux nerfs & des principaux troncs artériels. Je distingue les mouvemens communs des deux os de l'avant-bras, de ceux qui sont propres au rayon; je prouve, d'une manière qui me paroît évidente, que le cubitus ne participe en aucune façon aux mouvemens de pronation & de supination, & que ces mouvemens sont uniquement propres au radius. Je finis l'exposition de l'extrémité supérieure par celle des os de la main & des doigts.

Tout cet ouvrage, qui paroîtra peut-être un peu long, est terminé par l'Anatomie des os des extrémités inférieures. Je décris d'abord l'os de la cuisse, ses faces, ses éminences, ses extrémités, ses articulations, ses mouvemens. Je détermine à quel endroit de la surface de cet

os s'attache tel ou tel mufcle, tel ou tel
ligament; j'entre enfuite dans l'examen
des os de la jambe & dans celui des os
du pied. Je détermine quelle forte de
levier les différens os des extrémités préfentent aux mufcles; j'explique comment
la ligne de gravité fe prolonge le long
de ces os, comment & jufqu'à quel point
elle peut avancer ou reculer fur la voûte
que forme le pied fans que nous tombions;
je fais connoître avec quel foin la nature
a veillé à la confervation des troncs nerveux, & des artères qui font placées dans
les lieux mêmes qui foutiennent tout
notre édifice.

L'on dira peut-être que je fuis entré
dans des détails ennuyeux; mais les détails
ne paroiffent inutiles, ainfi que le remarque M. Senac (*a*), qu'aux yeux de
l'ignorance, uniquement occupée des
objets groffiers qui frappent les fens, &
toujours intéreffée à refferrer les bornes
du favoir.

Ne faut-il pas connoître avec exactitude, continue cet illuftre Médecin, les
machines pour en déterminer l'action?
Or, comment les connoître, ou en don-

(*a*) *Traité de la ſtructure du Cœur, page xij.*

ner une idée juste, sans entrer dans le détail le plus scrupuleux ?

Les descriptions doivent être comme les figures ; tout l'objet qu'elles représentent doit y être tracé ; si on omet une partie, quelque petite qu'elle soit, une proportion ou une position qui paroîtra indifférente, on omet peut-être un instrument essentiel, ou une condition nécessaire : les plus petites parties sont des pièces qui entrent dans la structure du corps qu'elles composent, ou concourent à son action. De nouvelles connoissances pourront un jour nous découvrir l'usage des plus petits ressorts qui sont les élémens des plus grands. C'est aux agens les plus petits que la nature a attaché le principe de ses mouvemens ; elle ne fait rien sans avoir ses vues ; il n'y a rien de petit ou d'inutile dans ses ouvrages, que ce que nous lui prêtons dans nos frivoles opinions, ou dans des portraits peu ressemblans.

Mais pourquoi, dira-t-on, avoir déterminé dans un ouvrage d'Ostéologie, les insertions des muscles ? Je réponds d'abord en deux mots, que c'est parce que plusieurs insertions des muscles laissent sur la surface des os, des traces qui les font aisément distinguer. Il étoit donc

impoſſible de donner une deſcription
exacte des os, ſans faire mention des
muſcles & des ligamens. Enfin tout le
monde convient de l'utilité de l'Oſtéologie fraîche, parce qu'elle nous fait
connoître les reſſorts qui affermiſſent nos
os dans leur union. Mais les muſcles ne
ſont-ils pas des ligamens charnus qui
maintiennent les os dans leur union ? Si
l'hiſtoire des ligamens a droit d'être placée dans l'Oſtéologie, parce qu'ils maintiennent les os dans leur union, & parce
qu'ils ſont implantés dans le tiſſu extérieur des os: les muſcles qui affermiſſent
les os dans leurs unions, & qui, ainſi
que les ligamens, ſont, pour ainſi dire,
implantés dans le tiſſu même des os,
ſeront-ils exclus de ce droit, parce qu'ils
joignent à la propriété d'unir les os, celle
de leur faire exécuter différens mouvemens ? N'eſt-il pas d'une extrême utilité,
en voyant ou ſentant au toucher telle ou
telle éminence ſur l'homme vivant, ſur
les malades, ſur le ſquelette, de connoître
qu'il s'attache à cette éminence tel ou tel
tendon qu'il faut éviter dans les inciſions;
que c'eſt lui dont la meurtriſſure &
l'inflammation attire tels ou tels accidens ?

Je connois par ma propre expérience

l'utilité de l'étude de l'Ostéologie ſuivant la méthode que je me ſuis preſcrite dans cet Ouvrage. Perſonne n'ignore que l'étude des os en elle-même eſt curieuſe; les détails en ſont ſtériles. Pour la rendre utile & intéreſſante, il ne s'agit que de montrer à l'eſprit prêt à s'ennuyer, le rapport intime de l'Ostéologie avec les organes de nos mouvemens; que de lui faire voir que la connoiſſance de ces organes eſt tellement liée avec celle de la moindre petite partie de chaque os, qu'il ne les ſauroit connoître ſans avoir une exacte idée de cette petite portion de matière ſèche & aride, qui fait l'objet de ſon mépris & la cauſe de ſes ennuis. Auſſitôt elle devient à l'eſprit un objet intéreſſant & curieux. Or il ſuffit qu'elle lui paroiſſe telle pour qu'il ſe l'imprime, pour qu'elle faſſe une image qui lui reſtera toujours préſente.

Je dis que je connois cette utilité par ma propre expérience. L'étude de l'Oſtéologie a fait d'abord ſur mon eſprit les effets qu'elle produit ordinairement ſur l'eſprit des Etudians; elle m'a un peu ennuyé. Je ſuivois alors les leçons de M. Hunauld. Il s'apperçut que ſes leçons, quoique d'ailleurs il eût le talent de les rendre aimables, ennuyoient ſes Audi-

teurs. Il prit le parti que je prends au-
jourd'hui ; il commença de déterminer ,
après la démonstration de chaque os , les
insertions des muscles qui mettent en
action la matière dure & solide qu'il
démontroit. Il parut que l'histoire de ces
organes faisoit sur les nerfs de notre esprit
l'effet qu'ils produisent sur les os mêmes.
Nous devînmes aussi attentifs que nous
avions été distraits. Avant que de commencer la Myologie , nous la savions
mieux que ceux qui avoient disséqué les
muscles sans avoir enrichi leur esprit de
la connoissance des insertions des muscles , déterminée sur les os mêmes dans
le cours de l'Ostéologie. Dès ce moment
je conçus l'espérance de faire des progrès
rapides dans l'Anatomie.

Depuis ce temps , j'ai remarqué que
les Étudians qui ont suivi mes cours
d'Anatomie , ne retiroient du fruit de
mes leçons ostéologiques, qu'autant que
je les rendois intéressantes par le détail
exact des insertions musculeuses. Je serois
bien dédommagé des attentions & des
soins que les insertions des tendons ont
exigés, si elles faisoient sur l'esprit des
Étudians les effets qu'elles ont produits
sur le mien.

Cet Ouvrage est divisé en quatre

parties. Dans la première est renfermée
l'Ostéologie en général. Dans la seconde,
je décris les os de la tête en particulier.
Dans la troisième est renfermée l'exposition des os de l'épine, de la poitrine,
du bassin, & des extrémités supérieures.
La quatrième traite des os des extrémités
inférieures.

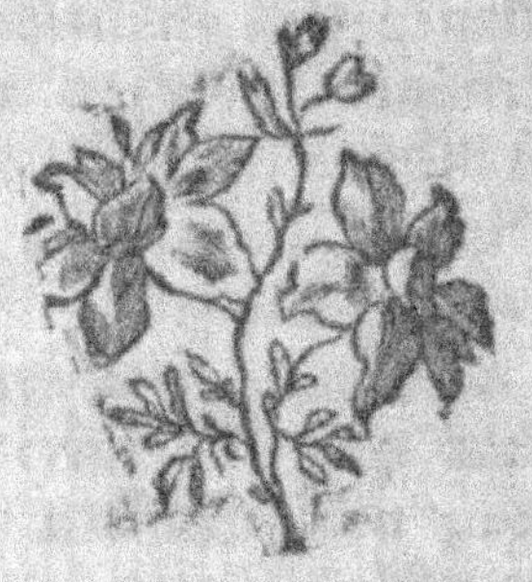

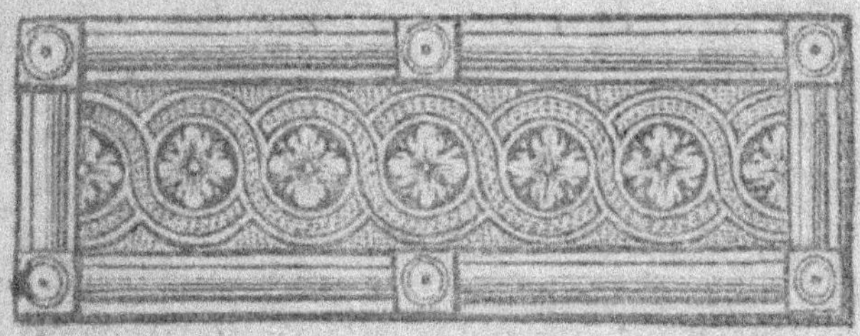

DE
L'OSTÉOLOGIE
EN GÉNÉRAL.

CHAPITRE PREMIER.

Division du Squelette.

L'OSTÉOLOGIE est cette partie de l'Anatomie qui traite de la formation, de l'accroissement, de l'union, de la situation, de la structure & de l'usage des os. La connoissance de l'Ostéologie s'acquiert par l'examen attentif des os séparés, & par une étude réfléchie des os unis ensemble par des liens artificiels ou naturels. Un tel assemblage s'est appelé squelette.

Le squelette se divise en tronc & en extrémités. Le tronc est composé de trois parties principales, qui sont la tête, la

poitrine & le baſſin. A ces trois partie
l'on en doit ajouter deux moyennes, qui
ſervent à les unir toutes trois, de façon
qu'elles ne font, pour ainſi dire, qu'un
même tout. Ces parties moyennes font
le cou & les lombes. Celles-ci uniſſent le
thorax au baſſin, comme le cou unit la
tête au thorax.

Il y a quatre extrémités, deux ſupérieures & deux inférieures. Les extrémités
ſupérieures forment les bras; les inférieures font les cuiſſes, les jambes & les
pieds. Chaque extrémité eſt l'aſſemblage
de pluſieurs leviers mis bout à bout.
Toutes les extrémités tiennent au tronc:
il en eſt le point fixe & l'appui.

La tête eſt compoſée de vingt-quatre
os, le cou de huit, le thorax ou la poitrine de trente-neuf, en conſidérant le
ſternum comme compoſé de trois pièces;
les lombes font compoſées de cinq, & le
baſſin de neuf.

Chaque extrémité ſupérieure eſt compoſée de trente-deux, & chaque extrémité inférieure de trente. Je ne compte
point ici les os ſéſamoïdes, dont le nombre
varie ſuivant l'âge & le tempérament des
ſujets. J'omets auſſi les os de Vormius,
ou les clefs, que l'on remarque à
l'endroit des futures des os du crâne.
Suivant ce dénombrement, le ſquelette

eſt

est composé de deux cents quarante-huit os. Si l'on ajoute trente-deux dents & douze os séfamoïdes, les huit osselets de l'organe de l'ouïe, le nombre montera à trois cents.

La tête se divise en crâne & en face. Le crâne est la boîte osseuse qui renferme le cerveau; il est composé de huit os, qui sont l'os frontal ou coronal, l'occipital, les pariétaux, les os des tempes, l'os sphénoïde & l'os ethmoïde. La face est composée de seize pièces osseuses, qui sont les deux os maxillaires, les os de la pommette, les os unguis, les os du palais, les os propres du nez, les cornets inférieurs, le vomer, les cornets sphénoïdaux & la mâchoire inférieure.

Le cou est composé de sept pièces osseuses, appelées vertèbres du cou: l'os hyoïde fait la huitième.

Le thorax est composé de trois os placés antérieurement, & appelés les os du sternum; de vingt-quatre demi-cercles osseux qui en font les côtés: savoir, douze d'un côté & douze de l'autre; & de douze pièces placées postérieurement les unes sur les autres & sur la même ligne, appelées vertèbres du dos.

Cinq os appelés vertèbres lombaires, forment les lombes. Dix os forment le bassin; deux sont appelés os pubis, deux autres font nommés os des isles, deux s'appellent os ischium ; le septième en fait la partie postérieure, & est nommé l'os sacrum. Le coccyx fait l'extrémité inférieure & postérieure du bassin, il est assez souvent composé de trois os ; quelquefois on n'en peut distinguer que deux, parce que le troisième se soude avec le second.

Le long du tronc règne postérieurement une colonne osseuse placée entre la tête & l'os sacrum, & qui avec l'os sacrum est comme la base des pièces qui composent le tronc ; cette colonne est composée de vingt-quatre pièces, toutes placées les unes sur les autres, appelées vertèbres. On a donné à cet assemblage le nom d'épine. Dans la division que je viens d'établir, j'ai détaché de la totalité de l'épine sept pièces pour le cou, & cinq pour les lombes ; les douze autres pièces de l'épine sont réservées pour le thorax. Les sept pièces supérieures sont appelées vertèbres du cou ; les cinq inférieures sont appelées vertèbres lombaires ; les douze moyennes sont réservées pour la poitrine, & sont appelées vertèbres du dos. Quoique je sépare dans cette division en trois parties, des pièces osseuses qui concourent toutes à ne former qu'une seule partie connue sous le nom d'épine, je me conformerai cependant dans la description particulière des vertèbres à l'ancien usage, qui est de les décrire toutes les unes après les autres, depuis la première vertèbre du cou jusqu'à la dernière vertèbre lombaire.

Chaque extrémité supérieure se divise en quatre parties; la première & celle qui touche immédiatement le tronc, est nommée l'épaule; la seconde est nommée le bras; la troisième l'avant-bras, & la quatrième est appelée la main. Cette dernière se subdivise en trois parties, dont la première, c'est-à-dire celle qui touche immédiatement l'avant-bras, est nommée le carpe; la seconde est appelée métacarpe; les doigts & le pouce font la troisième.

L'épaule, ou la première partie de l'extrémité supérieure, est composée de deux os, dont l'un est appelé l'omoplate, l'autre est nommé clavicule. Le bras, ou la seconde partie de l'extrémité supérieure, n'est composé que d'un os appelé humérus, ou l'os du bras. L'avant-bras est composé de deux os, dont l'un est appelé cubitus ou l'os du coude, l'autre est nommé radius.

La première partie de la main, appelée le carpe, est composée de huit petits os disposés en deux rangées, dont l'une est

articulée avec l'avant-bras, la seconde
avec le métacarpe & avec la première
rangée. Les os de la première rangée du
carpe sont l'os naviculaire, l'os lunaire,
l'os triangulaire & l'os pisiforme. La seconde rangée est composée des quatre os
suivans : l'os trapèze, le trapézoïde, le
grand os & l'os crochu. Le métacarpe
est composé de quatre os, qui ne sont
désignés que par les termes numériques
de premier, second, troisième, quatrième
os du métacarpe.

La troisième, ou dernière partie de la
main, est formée, ainsi que je l'ai dit, de
quatre doigts & du pouce. Le pouce &
chaque doigt est composé de trois os
placés sur une même ligne, & ces os
ont été appelés phalanges. L'on désigne
chacun de ces trois os par le terme numé-
rique de première phalange, seconde
phalange, troisième phalange. J'ai cru
devoir donner cette division avant que
d'entrer dans aucun détail particulier sur
les os. Je serai obligé de la répéter quand
je décrirai la structure des os de l'extrémité supérieure.

Chaque extrémité inférieure est composée de trois parties ; la première est la
cuisse, la seconde est la jambe, la troisième est le pied. Celle-ci se subdivise en
trois parties, dont la première a été

appelée le tarſe, la ſeconde le métatarſe ; les orteils ou les doigts du pied forment la troiſième.

La première partie de l'extrémité inférieure eſt compoſée d'un ſeul os appelé le fémur, ou l'os de la cuiſſe. La ſeconde, appelée la jambe, eſt compoſée de trois os, qui ſont le tibia, le péroné & la rotule. La première partie du pied appelée le tarſe, eſt compoſée de ſept pièces oſſeuſes ; la première eſt l'aſtragal, la ſeconde eſt le calcaneum, la troiſième eſt l'os naviculaire ; la quatrième, la cinquième & la ſixième ſont trois os appelés cunéiformes, ſavoir, le grand os cunéiforme, le petit os cunéiforme, & l'os cunéiforme moyen ; la ſeptième & dernière pièce oſſeuſe du tarſe eſt l'os cuboïde.

Le métatarſe, ou la ſeconde partie du pied, eſt compoſée de cinq os, qui ne ſont déſignés par aucune dénomination propre, mais ſeulement par les termes numériques, premier os du métatarſe, ſecond, troiſième, quatrième, cinquième os du métatarſe.

L'on déſigne cependant encore chacun de ces os par leur uſage : ainſi on appelle le premier de ces os, l'os du métatarſe qui ſoutient le pouce ; le ſecond eſt appelé os du métatarſe qui ſoutient le second orteil , & ainfi des autres.

La troifième ou dernière partie du pied , eft compofée de quatorze pièces différentes , qui fe partagent de façon qu'elles forment cinq efpèces de pyramides offeufes , connues fous le nom d'orteils ou de doigts du pied. Parmi ces doigts ou orteils , il en eft un beaucoup plus grand & plus gros que les autres , & qui eft connu fous le nom de grand ou gros orteil ; il n'eft compofé que de deux pièces. Tous les autres orteils font compofés chacun de trois pièces offeufes , que l'on a appelées phalanges.

CHAPITRE II.

Quelques dénominations générales des os, à raifon de leur longueur & de leur figure.

POUR conftruire un édifice offeux dans lequel on remarque tant de cavités & d'ufages différens , & qui conciliât la mobilité avec la folidité , il convenoit d'y employer des pièces de différentes longueur , groffeur & figure : c'eft auffi ce que nous appercevons dans les différentes pièces qui compofent les parties principales du squelette. La plupart des os de la tête ont un air de ressemblance entr'eux, & ils ne ressemblent nullement à aucun des os, soit du bassin, soit du thorax ou des extrémités; ils devoient tous concourir à former une vaste cavité, & la figure de chacun d'entr'eux répond parfaitement à la fin à laquelle ils étoient destinés. Tous les os du carpe se ressemblent, & diffèrent de tous les autres os du corps humain; cette règle s'étend aussi sur ceux du métacarpe, du tarse, du métatarse, & des doigts tant de la main que du pied.

Les os sont presque tous de différente grandeur & figure; & de cette différence, doit naître naturellement la première distinction que nous devons établir entre les os : ainsi nous distinguerons les os en os longs & en os plats ou applatis; mais parmi les os longs il y en a de grands & de longs, & il y en a de petits & de longs tout à-la-fois. Par exemple, les os du bras, ceux de l'avant-bras, les côtes, les os de la jambe & des cuisses, sont des os grands & longs. Les os longs & petits sont les os du métacarpe, du métatarse, les phalanges des doigts. Il y en a de longs & de moyens, comme les clavicules, les dernières fausses-côtes.

Parmi les os applatis, il y en a de

même de grands, de moyens, de petits;
les grands os plats sont les os des isles,
les omoplates, les pariétaux, l'os frontal
& l'occipital. Les os moyens & applatis
sont les os du palais, les parties écailleuses des os des tempes. Il y a des os
applatis très-petits; tels sont les os unguis.
Il y en a qui sont très-courts & presque
aussi gros que longs, tels sont la plupart
des os des tarses & des carpes. Il y en a
qui se terminent par une extrémité tran-
chante comme celle d'un coin, & qui
pour cette raison ont été appelés cunéiformes. Il y en a qui sont taillés à plusieurs facettes & qui ressemblent à des
cubes, & qui pour cette raison ont été
appelés cuboïdes. D'autres sont taillés
en croissant, & ont été appelés sémilu-
naires, &c.

Les os du corps humain se peuvent
encore distinguer en os pairs & impairs.
Les os pairs sont ceux qui occupent, l'un
la droite de notre corps, l'autre la gauche,
& qui se répondent exactement en situation & en figure. L'humérus, par exemple,
est un os pair, parce qu'il y en a un droit
& un gauche; & ces deux os, comme
l'on sait, se ressemblent exactement. Les
os impairs sont placés suivant un plan qui
partageroit notre corps de devant en
arrière en deux parties égales; tel est,

par exemple, le vomer, l'os frontal, la
mâchoire inférieure, l'os ethmoïde, le
sphénoïde, l'os occipital, l'os hyoïde,
les vertèbres, l'os sacrum, le coccyx &
le sternum : tous les autres sont pairs ou
gemeaux, c'est pourquoi il est inutile de
les nommer en particulier. De la ressemblance d'un os pair avec son pareil, résulte la ressemblance de la moitié droite
de notre corps, avec la moitié gauche.
Dans chaque os impair il y a une sym-
métrie admirable entre sa moitié droite
& sa gauche ; il ressemble à deux os pairs
qui seroient collés ou soudés ensemble :
il n'a pas plus de facettes, plus d'éminences, plus de cavités, plus de canaux,
plus de trous d'un côté que de l'autre.

C H A P I E R E I I I.

Division de chaque os long en corps
& en extrémités.

IL n'y a point d'os long dans lequel
on ne distingue & on ne décrive en
particulier deux extrémités ; chaque extrémité est décrite séparément, & la
description que l'on en donne est toujours
relative à sa figure ou à ses usages : tout
le reste de l'os qui est compris entre ses

C v

deux extrémités est appelé le corps de
l'os, ou sa partie moyenne. Quand le
corps ou les extrémités des os longs sont
applaties ou taillées à plusieurs faces,
l'on distingue chaque face relativement à
sa situation, & on l'indique par les mots
de face antérieure, face postérieure,
face interne, face externe. L'on donne
le nom de bord au contour de chaque
face, quand ce contour n'est pas bien
épais ; quand ce bord est tranchant ou
aigu, l'on lui donne quelquefois le nom
d'angle : ainsi, par exemple, dans le
radius, on distingue une face antérieure,
une face postérieure, un bord externe, &
un bord interne ou angle interne.

Dans chaque os large on distingue une
partie moyenne qui en est comme le
centre, plusieurs bords, & pour l'ordinaire deux faces. La dénomination des
bords est différente suivant leur figure,
leur direction, leur situation ; les uns
sont droits, les autres sont recourbés ;
d'autres sont épais, dentelés, écailleux,
aigus, arrondis ; les uns sont supérieurs,
les autres inférieurs ; les uns externes,
les autres internes ; les uns antérieurs,
les autres postérieurs.

Quand les extrémités des os sont arrondies, on les appelle têtes ; assez souvent au dessous de la tête de chaque os,

l'os devient moins gros , & cette partie est appelée le col de l'os.

Quand les extrémités des os sont arrondies dans un sens & applaties de l'autre, on les appelle condyles ; ainsi on appelle condyles du fémur les deux éminences qui composent l'extrémité inférieure de cet os, parce qu'elles sont arrondies en devant & en bas , & qu'elles sont applaties sur les côtés. Quand elles se terminent en pointe , on les appelle épines ; quand elles se terminent par une éminence large , inégale & raboteuse, on les appelle tubérosités.

Avant d'entrer dans de plus grands détails, il convient que le Lecteur soit instruit de ce que l'on entend par ces mots, qu'il trouvera très-souvent répétés : face interne, face externe ; partie interne, partie externe ; bord interne , bord externe ; face antérieure , face postérieure ; partie antérieure, partie postérieure. L'on doit en Anatomie entendre quand on dit qu'une partie est interne, que cette partie est plus proche d'une ligne , ou d'un plan , que l'on peut imaginer conduit depuis le sommet de la tête jusqu'à l'espace qui sépare nos pieds ; qu'une autre partie avec laquelle on la compare. L'on appelle antérieure toute partie qui est plus proche qu'une autre (avec laquelle on la compare), de la surface antérieure du corps.

Ainsi, toutes les fois que telle ou telle partie sera plus proche de la ligne dont nous venons de parler, que telle ou telle autre partie ; la première sera appelée interne, & l'autre sera appelée externe. Toutes les fois que telle ou telle partie que nous décrirons, sera plus voisine de la surface antérieure de notre corps, que telle ou telle autre partie, elle sera antérieure ; l'autre au contraire qui en sera plus éloignée, sera postérieure relativement à la première. De même, telle ou telle partie que nous aurons à décrire sera supérieure relativement à une autre, quand elle sera plus voisine qu'elle du sommet ou de l'extrémité supérieure de la ligne verticale ; & l'autre sera par conséquent inférieure, relativement à la première.

Cette règle, toute générale qu'elle est, souffre cependant quelques exceptions. Quand nous décrivons une partie de notre corps séparément, & sans avoir égard aux parties voisines, ni à la totalité du corps, alors nous appelons interne ou externe, tout ce qui est plus proche ou plus éloigné d'une ligne qui passe verticalement par le milieu de la partie que l'on décrit. Le centre de chaque viscère eſt comme le point auquel nous rapportons la ſituation de toutes les parties dont ce viſcère eſt compoſé ; le milieu de l'œil, par exemple, eſt le point fixe auquel nous rapportons la ſituation des parties dont l'œil eſt compoſé. Nous nommons ſupérieur tout ce qui eſt au deſſus de ce point central ; inférieur, ce qui eſt au deſſous ; antérieur, ce qui eſt au devant ; poſtérieur, ce qui eſt placé derrière ; moyen, tout ce qui eſt très-voiſin de ce point.

CHAPITRE IV.
Des Apophyſes & des Epiphyſes.

LES éminences les plus fréquentes qui paroiſſent ſur la ſurface des os, ſont apophyſes ou épiphyſes. Les apophyſes ſont des éminences continues avec la ſubſtance de l'os, ſans qu'il y ait de ſubſtance cartilagineuſe interpoſée entre l'os & entre ces éminences. Les épiphyſes ſont des éminences ſimplement contiguës à l'os, ſans avoir avec lui continuité de ſubſtance. Les épiphyſes, avec le temps, ſe changent en apophyſes ; la ſubſtance cartilagineuſe qui les ſépare de la ſubſtance de l'os, diminue peu-à-peu, & s'oſſisie elle-même. Il y a plusieurs apophyses qui, dans la jeunesse, ont à leur extrémité de petites épiphyses.

Les apophyses reçoivent différens noms, suivant la différence de leur direction, de leur figure, & quelquefois de leur usage, comme le grand trocanter. Celles qui ressemblent à des stylets, sont appelées apophyses styloïdes; celles qui se terminent en pointe en forme d'épine, sont appelées épineuses: à raison de leur direction, quelques-unes sont appelées apophyses obliques ou transverses: à raison de leur usage, quelques-unes se nomment articulaires. Quelques-unes portent le nom de la partie du corps où elles sont placées; telle est l'apophyse nasale: d'autres tirent leur dénomination de leur consistance; telles sont les apophyses pierreuses. Enfin il y en a de longues, il y en a de courtes, il y en a de bifurquées, de crochues; il y en a de très-grosses, il y en a qui sont extrêmement fines; il y en a de rondes, & d'autres sont applaties; quelques-unes font un contour saillant, plus ou moins arrondi, & sont appelées crêtes.

L'on remarque encore sur la surface des os plusieurs éminences si peu saillantes, qu'elles s'élèvent à peine au dessus du niveau de l'os; elles sont

aſſez ſouvent inégales : à ces éminences
s'inſèrent pluſieurs muſcles, tendons &
ligamens; on les a appelées impreſſions
ou empreintes ; les unes muſculaires, les
autres tendineuſes, les autres ligamen-
teuſes : celles qui ſont raboteuſes & qui
ont une certaine groſſeur, ſe nomment
tubéroſités.

L'on diſtingue encore aſſez ſouvent
dans certains bords des os, deux lèvres,
une interne & l'autre externe ; & cela
afin de déterminer avec plus de préciſion
les attaches des différens muſcles qui
s'inſèrent aux os.

Nous venons de voir que la ſurface
des os eſt relevée en pluſieurs endroits
de différentes éminences, dont les unes
ſont apophyſes & les autres épiphyſes ;
que ces deux ſortes d'éminences prennent
différentes dénominations, ſuivant leur
figure, leur longueur, leur direction,
leur ſituation, leur uſage, & ſuivant la
partie du corps où elles ſont placées.
Nous allons maintenant parler des cavités
que l'on remarque ſur les os.

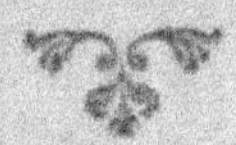

CHAPITRE V.

Des Cavités des Os.

SUR la surface extérieure des os sont creusées des cavités qui, à raison de leur différente figure, de leur profondeur & de leur usage, ont reçu différentes dénominations. Il y en a encore plusieurs qui prennent leur nom de la partie osseuse dans laquelle elles sont creusées.

Les cavités qui ne pénètrent pas beaucoup dans la substance des os, sont appelées glénoïdes ou glénoïdales : celles qui ne font, pour ainsi dire, qu'effleurer la substance des os, sont appelées superficielles; celles qui sont creusées bien avant dans la substance des os, se nomment cotyloïdes ou profondes. Parmi ces cavités, il y en a qui servent aux articulations, & qui sont pour cette raison appelées cavités articulaires ; & ces cavités articulaires sont glénoïdes, superficielles & profondes. La cavité de l'omoplate est une cavité articulaire, glénoïde, qui reçoit la tête de l'humérus. Les cavités superficielles sont rarement articulaires; telles sont cependant les faces articulaires des os des isles avec l'os sacrum, & les faces articulaires de quelques os de la face : l'on pourroit encore placer dans cette claſſe les cavités articulaires des ſecondes & troiſièmes phalanges des doigts. La cavité qui reçoit la tête du fémur, eſt une cavité articulaire & profonde, ou cotyloïde.

Le terme générique de cavité n'exprime point aſſez les différentes figures & uſages des enfoncemens qui ſont creuſés ſur & dans les os. On a donné aux différentes cavités des noms plus propres à faire naître une idée de leur ſtructure. C'eſt pour cette raiſon qu'on a diviſé les cavités en foſſes, en ſinuoſités, en ſciſſures, échancrures, rainures, canelures, ſinus, fentes, trous & canaux.

Les foſſes ſont des cavités plus évaſées & plus larges à leur ouverture qu'à leur fond, ou bien ce ſont des cavités dont l'ouverture eſt large & le fond étroit; telles ſont les foſſes maxillaires, les foſſes temporales, &c. Les ſinus, au contraire, ſont des cavités dont l'ouverture eſt moins large que le fond : l'on peut même dire que les ſinus ſont des cavités dont le fond eſt large & l'ouverture étroite; tels ſont les ſinus frontaux, les ſinus ſphénoïdaux, les ſinus maxillaires.

Les ſciſſures ſont des cavités longues plus ou moins, mais très-étroites, à peu

près comme la trace d'une scie fine ;
telles font les scissures glénoïdales dans
les cavités qui reçoivent les condyles de
la mâchoire inférieure. Les rainures ne
diffèrent des scissures qu'en ce qu'elles
font un peu moins profondes. Les canelures ressemblent beaucoup aux rainures,
elles n'en diffèrent qu'en ce que leur
surface est très-polie.

Les échancrures font des espèces d'en-
tailles plus ou moins grandes, pratiquées
dans la substance des os, & principalement dans leurs bords : telle est, par
exemple, l'échancrure ethmoïdale ; cette
forte de cavité est plus large, plus grande
que la scissure, la rainure & la cane-
lure.

Les canaux font des cavités plus ou
moins longues, très-étroites relativement à leur longueur, ordinairement
rondes, qui très-souvent percent l'os
d'outre en outre, & qui quelquefois fe
perdent dans fa substance, ou dans le
grand canal de la moëlle. Les trous font
des ouvertures ordinairement rondes,
quelquefois ovales, qui, fans faire beaucoup de chemin, percent d'outre en outre
la substance de l'os. Les fentes font des
ouvertures longues qui traversent les os ;
telles font les fentes sphénoïdales, les
fentes sphéno-maxillaires,

Les sinuosités, les gouttières, sont des cavités taillées presque en demi-canaux, destinées ordinairement à loger le tendon de quelque muscle ; telles sont les sinuosités des humérus, qui laissent passer les tendons des muscles biceps. Quelques scissures ont l'usage des sinuosités : par exemple, les scissures ou échancrures scyatiques, laissent passer les tendons des muscles obturateurs internes.

CHAPITRE VI.

Des Articulations.

POUR que l'édifice osseux des animaux fût tout à-la-fois propre au mouvement & à mettre en sûreté les ressorts mous & délicats des viscères, la nature a composé cet édifice de pièces très-multipliées ; elle a tellement uni ces différentes pièces, que quelques-unes d'entre elles doivent leur mobilité aux moyens même dont elle s'est servi pour les retenir dans leur place : les autres, au contraire, sont tellement jointes ensemble, qu'il est presque aussi facile de les détruire que de les séparer de leur union.

L'on a donné à ces deux sortes d'unions le nom d'articulations. Il suit de ce que

je viens de dire, qu'il doit y avoir né-
cessairement deux sortes d'articulations ;
l'une, qui donne aux os unis la liberté
de se remuer, & qui doit être appelée
articulation mobile, ou articulation avec
mouvement ; l'autre, qui retient les os
dans une telle union, qu'il est impossible
qu'ils se remuent les uns sur les autres :
cette seconde espèce d'articulation doit
être appelée articulation immobile ou
sans mouvement. Les Anciens appeloient
du nom de symphyse toute union des os ;
mais ils ne la confondoient pas avec
l'articulation. L'on a, dans des temps
moins éloignés, étendu le nom de symphyse aux articulations sans mouvement.
Nous parlerons plus amplement de la
symphyse, après avoir fini l'article des
articulations.

La justesse & l'exactitude avec laquelle
nos différens os sont unis est admirable,
les uns comme découpés à leurs bords
par des éminences, les unes pointues,
les autres rondes, les autres en queue
d'aronde, reçoivent les bords des os
voisins, & y sont reçus ; tels sont les
pariétaux, l'occipital, le coronal. Par les
unions multipliées de ces os, & des différentes pièces qui composent le crâne,
il résulte un avantage ; c'est que dans
les cas où il arrive fracture à l'une ou

à l'autre de ces pièce, la fracture pour
l'ordinaire eſt bornée par une ſuture qui
l'empêche de s'étendre ſur l'os voiſin.

D'autres ſont unis par des engrénures
ſemées ſur l'étendue de leurs bords;
d'autres, comme autant de clous, ſont
enfoncés dans des cavités profondes;
telle eſt l'union des dents avec les os
maxillaires. D'autres ſe touchent par des
ſurfaces plates, à peu près comme deux
planches collées par leurs bords, ſans
éminences & ſans cavités. D'autres ſont
unis de façon que leurs bords mutuels
taillés en biſeau, anticipent les uns ſur
les autres; telles ſont les unions écail-
leuſes des os des tempes. Quelques-uns,
tels que les principaux os des extrémités,
ne ſont maintenus dans leur union mutuelle que par des liens flexibles, qui
leur permettent un mouvement d'autant
plus libre, que les extrémités de ces os
ſont extrêmement liſſes & polies. Parmi
ces ſortes d'articulations, dans leſquelles
la nature n'a maintenu les os que par des
liens flexibles, il y en a qui permettent
aux os articulés un mouvement dans
preſque toutes les directions poſſibles,
en haut, en bas, en dehors, en dedans;
un mouvement de demi-rotation ſur
l'axe, dans un double ſens oppoſé; & un
mouvement en fronde, c'eſt-à-dire, par

lequel l'os décrit une espèce de cône, dont la pointe est dans l'articulation même de l'os qui est remué ; telle est l'articulation de l'humérus avec l'omoplate. D'autres articulations bornent les mouvemens des os à deux mouvemens, dans un double sens opposé ; telle est l'articulation de l'avant-bras avec le bras. D'autres os ne se remuent qu'en glissant les uns sur les autres par de petites surfaces obliques ; telles sont les articulations des apophyses obliques des vertèbres. Il y en a qui doivent une partie de leur mouvement à des cartilages placés à leur extrémité ; telles sont les côtes. D'autres sont retenus fixes dans leur place par des couches cartilagineuses, qui, dans certaines circonstances, s'abreuvent, se ramollissent, & permettent aux os de s'écarter & de se remuer un peu les uns sur les autres ; tels sont les os du bassin, qui, dans le temps de la grossesse, & dans certaines femmes, s'écartent un peu & ont quelque mouvement les uns sur les autres. Je vais d'abord entrer dans le détail des différences que les anciens Médecins ont établies entre les articulations.

Les deux différences génériques des articulations en général, sont le mouvement & le repos, c'est-à-dire, les articulations avec mouvement, & les articulations sans mouvement. Les Anciens appeloient la première espèce d'articulation diarthrose ; ils appeloient l'articulation sans mouvement synarthrose. Les temps n'ont rien changé dans cette première division, ou du moins les changemens que l'on a faits à ces subdivisions ne sont pas bien considérables. Ainsi je vais suivre les Anciens dans les subdivisions qu'ils nous ont données de la diarthrose & de la synarthrose, c'est-à-dire, de l'articulation avec mouvement & de l'articulation sans mouvement.

CHAPITRE VII.

Des Articulations diarthrodiales, ou avec mouvement.

Les diarthroses se divisent en énarthroses, en ginglyme & en arthrodies. L'énarthrose est de toutes les articulations celle qui permet un plus libre mouvement aux os articulés. Une tête arrondie d'un des deux os articulés, est reçue dans une cavité correspondante de l'os opposé, & cette tête a la liberté de se remuer dans presque toutes les directions possibles ;

cette liberté du mouvement en tout sens constitue l'énarthrose : d'autres fois dans l'énarthrose, c'est une extrémité concave qui a la liberté de se remuer en tous sens sur une tête arrondie. L'articulation de l'humérus sur la cavité glénoïde de l'omoplate donne un exemple de la première espèce d'énarthrose. L'articulation des doigts sur les os du métacarpe est un exemple de la seconde espèce d'énarthrose. Dans la première espèce, c'est la tête de l'humérus qui, comme une espèce de demi-globe, se remue en haut & en bas, en dedans & en dehors, qui fait un demi-tour de rotation sur son axe, & un autre demi-tour de rotation dans un sens opposé ; ou bien c'est ce même os qui décrit un mouvement combiné des quatre mouvemens directs, en haut, en bas & sur les côtés, & de tous les mouvemens intermédiaires entre ces quatre ; & ce mouvement est appelé mouvement en fronde, mouvement dans lequel l'os ne parcourt qu'un très-petit espace sur son extrémité articulée, pendant qu'il en parcourt un plus ou moins grand par son extrémité opposée.

Le ginglyme, ou l'articulation par charnière, est la seconde espèce de diarthrose ou d'articulation mobile. Les mouvemens dans cette articulation, peuvent

être

être grands & petits ; mais ils ne se peuvent exécuter que dans deux sens opposés. Telle est, par exemple, l'articulation du cubitus avec l'humérus ; telles sont en quelque sorte les articulations des secondes phalanges des doigts avec les premières, & des troisièmes avec les secondes. Je dis, en quelque sorte ; car dans ces os, les cavités articulaires sont si superficielles, & les éminences reçues dans ces cavités si peu saillantes, que s'il y avoit des organes propres à remuer les secondes phalanges en d'autres directions que dans celles où elles sont remuées par les fléchisseurs & les extenseurs, elles pourroient suivre un peu les directions suivant lesquelles elles seroient tirées. M. Winslow appelle cette espèce de ginglyme qui constitue la nature de l'articulation du cubitus avec l'humérus, & en général toute articulation par charnière, qui permet un grand mouvement dans un double sens opposé, ginglyme angulaire, afin de le distinguer d'une autre espèce de ginglyme dont nous allons parler.

Dans le ginglyme angulaire, deux éminences qui s'élèvent d'une extrémité d'un des os articulés, sont reçues dans deux cavités correspondantes, pratiquées sur l'extrémité de l'autre : entre les deux

éminences du premier os est une cavité,
qui reçoit à son tour une éminence qui
partage les deux cavités du second os.
Dans cette sorte d'articulation, tantôt
c'est l'os qui porte les deux éminences,
séparées par une cavité qui se remue sur
l'extrémité de celui dans lequel sont
creusées deux cavités plus ou moins profondes, & dans lequel se trouve l'éminence qui partage les cavités ; c'est celui-
là, dis-je, qui se remue sur l'autre os :
ainsi se remue l'humérus sur le cubitus,
quand nous rendons notre avant-bras
immobile, en saisissant un corps plus
pesant que nous ; tantôt c'est l'os dont
l'extrémité porte les deux cavités, & une
éminence entre elles, qui se remue sur
l'autre os. C'est ainsi que se remue le
cubitus, dans les mouvemens ordinaires
de flexion & d'extension, qu'il exécute
sur l'humérus.

Le ginglyme latéral est une espèce de
diarthrose, dans laquelle une seule éminence osseuse demi-circulaire tourne
latéralement dans une cavité sygmoïde,
ou demi-circulaire, creusée dans l'os
voisin ; telle est l'articulation de la tête
du radius avec une cavité sygmoïde,
creusée sur le côté externe de l'extrémité
supérieure du cubitus. Mais il est encore
une autre espèce de ginglyme latéral.

Dans cette seconde espèce, ce n'est point une tête qui tourne latéralement sur une cavité sygmoïde, c'est un os tout entier qui fait un demi-tour autour d'une tête en éminence immobile : dans l'os qui tourne tout entier autour de la tête, ou de l'éminence en forme de tête d'un autre os, est creusée une facette, ou petite cavité sygmoïde, à la faveur de laquelle ce mouvement s'opère; tel est le ginglyme latéral qui laisse tourner la première vertèbre autour de l'apophyse odontoïde de la seconde vertèbre. Le ginglyme latéral qui laisse tourner l'extrémité inférieure du radius autour de la petite tête du cubitus, est aussi un ginglyme latéral de la seconde espèce : ainsi, dans le même os, il se trouve un exemple du double ginglyme latéral; car la tête du radius tourne latéralement sur le cubitus par un ginglyme latéral de la première espèce, & il tourne lui-même autour du cubitus, par un ginglyme latéral de la seconde espèce.

La troisième espèce de diarthrose est l'arthrodie. L'arthrodie est une diarthrose, ou articulation avec mouvement à la vérité, mais qui ne permet qu'un glissement presque insensible des surfaces articulaires de deux os l'une sur l'autre; telles sont les articulations de tous les os du carpe, du tarse, & des apophyses obliques des vertèbres. Assez souvent les surfaces osseuses dans l'arthrodie sont applaties ; c'est sans doute pour cette raison que M. Winslow l'appelle diarthrose planiforme ; mais il faut convenir qu'il y a bien des arthrodies dans lesquelles les surfaces ne sont pas applaties : par exemple, dans les articulations des apophyses obliques de toutes les vertèbres lombaires, & des dernières vertèbres du dos, les surfaces arthrodiales, s'il m'est permis de parler de la sorte, sont les unes très-concaves, les autres très-convexes. Il en est de même des surfaces articulaires du calcanéum, de l'astragal, de l'os naviculaire pour le pied, de l'os lunaire, de l'os naviculaire, de l'os crochu, & de l'os capitatum à la main. L'articulation de la mâchoire inférieure ne se peut guère exactement rapporter aux trois espèces de diarthoses des Anciens ; nous la décrirons séparément dans l'histoire de la mâchoire inférieure.

Il est encore une sorte d'articulation que M. Winslow appelle amphyarthrose, ou articulation mixte ; elle participe des articulations avec mouvement, & des articulations sans mouvement : il en sera parlé, après que j'aurai fini ce qui concerne les articulations sans mouvement,

CHAPITRE VIII.
Des Articulations synarthrodiales ou sans mouvement.

L'ON distingue trois espèces de synarthroses ou d'articulations sans mouvement. Les trois branches de cette division sont la suture, l'harmonie, la gomphose : ces dénominations ont été inventées pour donner une idée des différens moyens que la nature a employés pour fixer les os dans leur union, & de la forme & figure que représentent leurs unions synarthrodiales. Les seuls os du crâne & de la face sont unis par synarthrose, à moins que l'on n'y joigne les os du bassin, qui, ainsi que les os du crâne & de la face, n'ont aucun mouvement sensible que dans certaines circonstances ; encore ce mouvement ne s'observe que dans les personnes du sexe dans le temps de certaines grossesses, & dans le temps de l'accouchement.

La suture est une articulation par synarthrose, dans laquelle les bords des os unis représentent, par les éminences & cavités mutuelles qui font leur union, une espèce de couture grossière, ou des

traces semblables en quelque sorte à la
direction des fils dans une couture ordinaire. Chaque bord des deux os unis par
suture, est garni d'une multitude très-
considérable d'éminences & de cavités ;
de ces éminences, les unes commencent
par une base assez large, & se terminent
par des pointes très-aiguës ; d'autres sont
presque rondes ou cylindriques, & sont
également grosses dans toute leur longueur ; elles ressemblent à des tenons.
D'autres sont très-petites & très-grêles
à leur naissance, & s'élargissent en finis-
sant : celles-ci ressemblent à des queues
d'aronde ou d'hirondelle, terme dont se
servent les menuisiers pour indiquer certaines pièces dont ils font usage dans le
parquet. Il y a des queues d'aronde
simples, & il y en a de composées,
c'est-à-dire qu'il y a de certaines éminences dans les os qui, depuis leur
naissance, augmentent par degrés, à peu
près comme les queues d'aronde, jusqu'à
leur extrémité ; mais il y en a d'autres
qui, avant de finir, semblent en produire
d'autres : leur bord ou le bout de la
queue est quelquefois découpé de petites
dentelures très-fines & très-courtes. Les
grands os larges du crâne sont unis dans
presque toute l'étendue de leurs bords par
suture.

Il paroît par ce que je viens de dire,
que l'on a transporté dans les articulations
quelques termes usités dans nos arts mé-
caniques, tels que ceux de tenons & de
queues d'aronde. Toutes ces éminences
différentes en grosseur & en figure, sup-
posent aussi des cavités correspondantes
de différente figure, dans lesquelles elles
sont reçues.

L'harmonie est une espèce de synarthrose, dans laquelle les os sont si exactement unis, qu'il ne reste qu'une espèce
de ligne qui indique leur union. Cette
articulation n'exclut cependant pas toute
espèce d'éminence : en effet, il y a peu
d'articulations par harmonie dans lesquelles l'on n'apperçoive plusieurs petites
éminences & cavités, qui ressemblent
assez à celles que l'on remarque sur les
bords de deux planches de bois sciées &
unies ensemble par leurs côtés. Il est
quelques articulations par harmonie dans
lesquelles les bords des os unis sont
taillés en biseau, & ces bords se recouvrent mutuellement en se collant obli-
quement. Les Anciens ont appelé cette
sorte de suture, suture écailleuse : quelques
Modernes l'appellent union à joints recouverts, termes empruntés de la menuiserie.

Telle est l'union des bords écailleux

des os temporaux ; telle eſt encore l'union des os du palais avec les os maxillaires. Parmi les articulations par harmonie, il y en a pluſieurs où les os articulés ne ſe touchent que par des bords très-fins & très-minces, & aſſez polis ; telle eſt l'union des os unguis avec les os planum & les os maxillaires ; telle eſt celle du bord externe de chaque os propre du nez, avec l'apophyſe montante de chaque os maxillaire.

Mais s'il y a bien des articulations par harmonie dans leſquelles les bords des os ſont très-minces, il en eſt d'autres où ces mêmes bords préſentent une grande ſurface ; telle eſt, par exemple, l'articulation de l'os zigomatique avec l'os maxillaire ; telle eſt celle des deux os propres du nez entre eux ; telle eſt encore celle des os pierreux avec l'apophyſe cunéiforme. Quand les bords des os unis préſentent une ſurface conſidérable & applatie ſans éminence, cette eſpèce d'harmonie eſt nommée par quelques Modernes, union à ſurface plate.

Les Anatomiſtes modernes ont donné le nom d'engrenure à la ſuture & à l'harmonie : ce terme, ainſi que la plupart des précédens, eſt emprunté des arts ; & pour faire quadrer la dénomination d'engrenure avec les idées de la ſuture &

de l'harmonie, ils ont diſtingué dans le corps humain deux eſpèces d'engrenures, une profonde & une ſuperficielle. L'engrenure profonde eſt celle où les éminences & les cavités des bords oſſeux ſont grandes ; les unes en pointe, les autres en tenons, les autres en queue d'aronde ; telle eſt l'articulation des os pariétaux avec le coronal, & des os pariétaux avec l'occipital. C'eſt l'engrenure profonde que les Anatomiſtes ont ſubſtituée à la ſuture des Anciens. L'engrenure ſuperficielle eſt celle qui ſe fai par des éminences & des cavités ſi peu ſaillantes, que l'on n'obſerve qu'une ligne ſur le lieu de leur union.

L'on a auſſi diſtingué les ſutures en vraies & en fauſſes : les ſutures vraies ſont celles qui, comme nous l'avons dit, repréſentent les traces du fil qui retient les coutures de nos étoffes ; telles ſont les ſutures de la calotte du crâne. Une de ces ſutures eſt appelée coronale : c'eſt celle qui eſt formée par l'union de l'os frontal avec les os pariétaux. Cette ſuture, conſidérée avec partie de celle qui eſt formée par les deux os pariétaux unis enſemble, eſt appelée ſagittale. Celle qui unit l'os occipital avec les pariétaux eſt nommée ſuture lambdoïde, nom emprunté de la reſſemblance

D v

qu'elle a avec une lettre de l'alphabet des Grecs.

Les sutures fausses, ou sutures écailleuses, sont des termes synonymes ; telles sont les unions des os du palais avec les os maxillaires, & des os des tempes avec les pariétaux : nous en avons déja parlé.

La troisième espèce de synarthrose est la gomphose : dans cette articulation un os est enfoncé, comme une espèce de cheville, dans une cavité creusée dans un autre os ; telle est l'articulation des dents avec les trois os maxillaires.

CAAPITRE IX.

Symphyse des Os.

LES Anciens se sont exprimés d'une manière très-obscure sur la symphyse ; il semble qu'ils la confondent avec l'articulation en général. L'interprétation la plus avantageuse que l'on puisse donner à leurs idées dans la symphyse, est qu'ils ont entendu par le mot de symphyse, 1°. l'union de deux os qui se soudent avec l'âge, & qui de deux pièces qu'ils étoient dans le fœtus, n'en forment plus qu'une. En second lieu, qu'ils ont attaché au terme de symphyse l'idée des moyens dont la nature s'est servi pour retenir les os dans leur articulation. M. Winslow, après avoir justifié, autant qu'il a dépendu de lui, les Anciens devant certains Auteurs, dont les uns disent que les Anciens prennent la symphyse pour une espèce d'articulation, & dont les autres avancent, au contraire, que les Anciens ont regardé la symphyse & l'articulation comme deux choses opposées, appelle la première espèce de symphyse, symphyse d'ossification; & la seconde espèce, il l'appelle symphyse d'articulation. M. Winslow en admet une sans moyen; mais il est difficile de séparer l'idée d'une symphyse sans moyen, telle que celle des pariétaux, de l'idée de leur articulation synarthrodiale : c'est, à mon avis, presque retomber dans l'opinion des Auteurs qui ont avancé que les Anciens prennent la symphyse pour une espèce d'articulation.

La symphyse d'articulation regarde plutôt l'Ostéologie que le Traité des os, arrivés au terme de leur grandeur : cependant le lieu de la symphyse d'ossification de la mâchoire inférieure retient le nom de symphyse du menton, même dans l'âge parfait.

Galien a admis & reconnu la symphyse d'ossification; à celle-là il en a

D vj

joint une seconde, qui est la symphyse d'articulation: & il est certain que Galien, par la seconde espèce de symphyse, qui est celle que M. Winslow appelle symphyse d'articulation, n'a entendu que les moyens différens auxquels la nature a eu recours pour maintenir des os articulés. De-là il suit qu'il y a bien des os articulés sans symphyse ; tels sont, à mon avis, les os du crâne & de la face ; car on ne sauroit guère regarder le péricrâne & la dure - mère, qui sont les seules parties qui touchent immédiatement ces os, comme des moyens que la nature a employés pour les maintenir dans leur union.

Il est certain que les os du crâne & de la face sont très-solidement articulés, même après la mort, dans le squelette. La difficulté que les Anatomistes éprouvent à les séparer, en est une preuve convaincante. L'on peut donc dire, avec assez de fondement, que les articulations synarthrodiales des os de la tête & de la face subsistent presque sans le secours des différentes symphyses que l'on a reconnues jusqu'à ce jour. En effet, quelles sont les différentes symphyses que les Anciens & les Modernes les plus exacts admettent ? les voici.

Les articulations sont maintenues par

trois sortes de symphyses, ou, ce qui
revient au même, les os sont maintenus
par trois sortes de moyens, ou de symphyses. Les unes sont cartilagineuses, les
autres ligamenteuses. Les symphyses cartilagineuses sont appelées synchondroses ;
les symphyses ligamenteuses sont appelées
synévroses ; les symphyses musculeuses
sont appelées syssarcoses. Or, dans les os
de la tête & de la face, nous ne trouvons
ni cartilages, ni ligamens, ni muscles,
qui servent à maintenir leur union, ou
du moins qui y servent beaucoup. Ainsi
l'on peut en quelque sorte regarder les
articulations des os du crâne & de la
face, comme maintenues par la seule
conformation des pièces, qui, par leur
assemblage, forment cette boîte osseuse,
à peu près comme les différentes pièces
de menuiserie forment, sans aucune symphyse, un parquet artistement construit.

Il est aisé de concevoir que j'excepte
de ce nombre les unions de l'occiput
avec la première & seconde vertèbre, &
l'union de la mâchoire inférieure avec
les temporaux. Ces deux sortes d'articulations sont maintenues par des symphyses
ligamenteuses, & même par des symphyses musculeuses. L'on dira peut-être
qu'entre les dentelures des os du crâne,
il s'insinue des fibres du péricrâne & de

la dure-mère, des veines & des artères, & que toutes ces parties contribuent à affermir les articulations synarthrodiales des os du crâne & de la face. Je conviendrai volontiers de cette vérité ; mais cette symphyse doit être rapportée aux symphyses synévrotiques, qui sont toutes des symphyses d'articulation, ou symphyses par moyen. Ainsi il restera toujours constant, que même en regardant les fibres du péricrâne & de la dure-mère, comme des moyens que la nature a employés pour unir & pour symphyser, s'il m'est permis de parler de la sorte, les os du crâne & de la face, l'existence de ces moyens détruit l'idée de la symphyse sans moyen : car, ainsi que je l'ai déjà dit, la symphyse sans moyen ne différeroit en rien, si elle existoit, de l'articulation.

Nous avons dit que les articulations des os étoient maintenues & fortifiées par synchondrose, lorsqu'une substance cartilagineuse étoit le moyen que la nature avoit choisi pour remplir cet objet ; telle est, par exemple, la synchondrose ou la symphyse synchondrotique qui unit les deux os pubis ; une couche d'une substance en partie cartilagineuse, en partie ligamenteuse, comme une espèce de ciment, retient dans leur union les deux os pubis ; telle est encore la symphyse synchondrotique qui unit les os des isles avec l'os sacrum. Mais il est des symphyses synchondrotiques, qui tout à la fois servent à retenir des os dans leur union, & qui font en quelque forte partie des os articulés, ou du moins qui en font des supplémens. Ces fortes de symphyses, loin d'exclure le mouvement des pièces osseuses qu'elles unissent, contribuent à l'augmenter ; telles font les symphyses que nous présentent les cartilages des vraies côtes, qui, comme l'on fait, unissent ces os au sternum ; telles font les symphyses des corps des vertèbres.

Il est certain que ces fortes de synchondroses ne doivent pas être regardées comme de simples moyens que la nature a choisis pour retenir dans leur place des os articulés ; car elles font elles-mêmes partie des articulations, & elles contribuent moins à affermir les unions des côtes au sternum, qu'à les rendre plus mobiles. Les symphyses synchondrotiques des côtes n'excluent point la seconde espèce de symphyse ; car elles font toutes maintenues par des liens particuliers, c'est-à-dire, par des symphyses synévrotiques. Ainsi les unions des côtes au sternum font & très-mobiles

& très-solidement affermies ; car , outre
que chaque cartilage est reçu par son
extrémité antérieure dans une petite fosse
que le sternum lui présente , & par son
extrémité externe ou postérieure , dans
une cavité creusée dans l'extrémité de
chaque côte , il est encore assujetti par des
ligamens.

La synévrose est l'union ligamenteuse
des différentes pièces osseuses dont est
composé le corps humain. Si je disois
que deux os sont unis , c'est comme si
je disois que deux os sont articulés ; mais
en disant que deux os sont unis par des
ligamens , les derniers termes de cette
proposition caractériseroient la synévrose.
L'union ou l'articulation de deux os sont
donc synonymes ; & la symphyse est le
terme dont les Anciens se sont servi pour
exprimer les moyens que la nature a
employés pour produire & affermir cette
union. Comme ces moyens sont de trois
espèces différentes , ils ont donc eu raison
de distinguer trois espèces de symphyses ;
l'une par cartilage , la seconde par ligament , la troisième par des muscles. La
symphyse synévrotique affermit toutes
les articulations mobiles , telles que celles
des bras , des avant-bras , des mains , &c.
Elle affermit aussi quelques articulations
immobiles , telles que celles qui unissent

les os des isles à l'os sacrum, & les os pubis entre eux. La synévrose ou la symphyse ligamenteuse des articulations varie : ainsi chaque articulation est maintenue par sa synévrose particulière, qui est composée d'un nombre de ligamens, qui est plus grand pour telle articulation que pour telle autre. Les ligamens qui constituent chaque synévrose sont aussi très-différens entre eux, par leur direction, leur figure, leur étendue & leurs insertions; c'est pourquoi on leur a donné différens noms.

La troisième & dernière espèce de symphyse dont la nature s'est servi pour maintenir & fortifier les articulations, est la syssarcose ou symphyse musculeuse : ainsi deux os sont unis ou articulés par syssarcose, toutes les fois qu'un ou plusieurs muscles contribuent à affermir leur articulation, ou à les retenir dans leur articulation. Toutes les articulations par énarthrose, & toutes les articulations par ginglyme, sont fortifiées par des muscles ou par les tendons de ces muscles ; telles sont les articulations du bras, de la cuisse, de la jambe, du pied, de l'avant-bras & de la main. Assez souvent les muscles fortifient chaque capsule articulaire, en lui envoyant quelques fibres qui s'implantent & se perdent dans sa substance,

Il n'est pas même absolument nécessaire
que les muscles s'insèrent dans les capsules articulaires, pour qu'ils soient censés
fortifier l'articulation ; il suffit qu'ils contribuent à retenir les os articulés dans
leur place , soit qu'ils s'insèrent ou tout
auprès de l'articulation , ou dans des lieux
qui en soient éloignés.

CHAPITRE X.

*Courte récapitulation de ce qui a été
dit sur les Articulations.*

IL y a deux sortes d'unions ou d'arti-
lations, l'une avec mouvement, l'autre
sans mouvement. L'articulation avec
mouvement est nommée diarthrose ; l'articulation sans mouvement est appelée
synarthrose. Il y a trois sortes de diarthroses ou d'articulations avec mouvement ; la première espèce est l'énarthrose ,
la seconde est le ginglyme , la troisième
est l'arthrodie.

Il y a trois espèces de synarthroses ou
d'articulations sans mouvement ; la première est la suture, la seconde est l'harmonie , la troisième est la gomphose.

La première espèce de diarthrose ou

d'articulation avec mouvement, est l'é-
narthrose ou articulation libre. Les deux
extrémités des os articulés, ou au moins
l'une des deux, ont la liberté dans cette
articulation, de se remuer dans presque
tous les sens ; telle est l'articulation de
l'humérus avec l'omoplate, &c.

Le ginglyme est une articulation qui
donne aux os la liberté de se remuer en
deux directions opposées, & qui exclut
tout autre mouvement.

Il y a deux sortes de ginglymes ; le
ginglyme angulaire & le ginglyme latéral :
il y a même, pour ainsi dire, deux sortes
de ginglymes latéraux. L'articulation du
cubitus avec l'humérus est un exemple
du ginglyme angulaire ; celle de la tête
du radius avec le côté externe de l'extrémité supérieure du cubitus, est un exemple
de la première espèce de ginglyme latéral ;
l'articulation de l'extrémité inférieure du
radius avec l'extrémité inférieure du
cubitus, est un exemple de la seconde
espèce de ginglyme latéral.

L'arthrodie, ou la troisième espèce de
diarthrose, est une articulation qui ne
permet aux os articulés qu'un mouvement obscur de leurs surfaces articulaires
les unes sur les autres ; telles sont les
articulations des apophyses obliques des
vertèbres, & celles des os du tarse & du

carpe , & des bases des os du métatarse &
du métacarpe.

Passons maintenant aux différentes
espèces de synarthroses ou d'articulations
sans mouvement. Elles sont trois , savoir :
la suture , l'harmonie, & la gomphose.

La suture est une articulation synarthrodiale , dans laquelle les bords des os
articulés se servent mutuellement d'appui
& de soutien par des engrenures & des
éminences saillantes , pratiquées sur la
longueur & l'épaisseur de ces bords ; telles
sont les articulations des os larges du
crâne , tels que le frontal , l'occipital &
les pariétaux. L'harmonie est une articulation synarthrodiale , dans laquelle les
surfaces des os sont si exactement unies ,
que le lien de leur union ressemble à
une ligne ; ou bien l'harmonie est une
articulation dans laquelle les surfaces
articulaires de ces os unis n'ont que de
très-petites éminences , & de très-petites
cavités ; telles sont les articulations de la
plupart des os de la face.

La gomphose est une articulation sans
mouvement, dans laquelle un os est enfoncé
dans une cavité , à peu près comme un te-
non dans la cavité qui lui est destinée , ou
comme une cheville dans son trou ; telle
est l'articulation des dents dans les alvéoles
des os maxillaires.

Il y a deux fortes de futures, la future vraie, & la future fauffe ou écailleufe ; la future fauffe eft nommée par quelques Modernes, future ou union à joint recouvert : ils appellent auffi l'harmonie, future à furface plate.

Les os font affermis dans leurs articulations par trois fortes de liens. Ces moyens que la nature a employés pour maintenir les os dans leurs unions ou articulations, ont été nommés fymphyfes. Comme elle a employé trois fortes de moyens, on diftingue trois efpèces de fymphyfes, qui font la fymphyfe cartilagineufe, la fymphyfe ligamenteufe, & la fymphyfe mufculeufe. La première eft appelée fynchondrofe, la feconde fynévrofe, la troifieme fyffarcofe.

Ainfi, quand deux os font unis par le fecours d'un cartilage, c'eft une fynchondrofe ; quand leur articulation eft maintenue par des ligamens, c'eft une fynévrofe ; quand elle eft fortifiée par des puiffances mufculeufes, c'eft la fyffarcofe. Quelques articulations font affermies par ces trois moyens à-la-fois ; toutes les articulations mobiles font affermies par des fynévrofes ; la plupart l'eft par des fynévrofes & des fyffarcofes, c'eft-à-dire, par des ligamens. Les os de la tête & ceux de la face font tellement conftruits, que leurs articulations n'ont presque pas besoin de ligamens, de cartilages ni de muscles pour rester dans une très-ferme union : ainsi la symphyse n'a presque pas lieu dans les unions ou articulations des os du crâne & de la face.

CHAPITRE XI.

Articulation mixte.

Il est une espèce d'articulation qui tient de la synarthrose & de la diarthrose, & qui par conséquent n'est ni tout-à-fait synarthrodiale, ni tout-à-fait diarthrodiale ; telle est l'articulation du corps des vertèbres de l'épine ; telle est aussi celle de la première côte avec le sternum. M. Winslow (*a*) appelle cette troisième espèce d'articulation amphyarthrose, ou articulation mixte, comme tenant de la diarthrose par sa mobilité, & de la synarthrose par sa connexion.

Les pièces qui la composent, ajoute M. Winslow, n'ont pas chacune un cartilage propre & particulier comme dans la diarthrose ; elles tiennent de part & d'autre à un cartilage commun, qui, étant plus ou

____

(a) *Winslow, Traité des Os secs, page 49, art. 146.*

moins souple, leur permet un mouvement
de flexibilité, quoiqu'elles ne puissent pas
glisser l'une sur l'autre ; il y a , il est vrai,
des différences entre l'articulation du corps
des vertèbres & entre les articulations
que nous venons de décrire ; mais je n'en
trouve presque pas entre l'articulation de
la première côte avec le sternum , & entre
les synchondroses des os pubis & des os
des isles avec l'os sacrum. Le mouvement
de la première côte ne vient nullement de
l'articulation du cartilage avec le sternum,
c'est la substance du cartilage qui cède dans
toutes ses parties. Je pense que si la couche
cartilagineuse qui unit les os des isles avec
l'os sacrum étoit aussi longue, & d'une
figure à céder comme celle du cartilage de
la première côte , cette articulation seroit
autant mobile , toutes choses égales , que
celle de la première côte.

Quant à l'articulation du corps des vertèbres, elle ne ressemble que par la flexibilité à celle de la première côte ; car la
substance intervertébrale est très-différente
de celle qui unit la première côte avec le
sternum. En effet, la substance qui unit la
première côte au sternum est comme un
bout de cartilage fort épais , soudé par une
de ses extrémités avec le sternum , & par
l'autre avec l'extrémité de la première
côte ; au lieu que dans l'intervalle de deux

vertèbres, il y a conſtamment une couche cartilagineuſe dont eſt incruſtée la ſurface inférieure du corps de la vertèbre ſupérieure, & la ſurface ſupérieure du corps de la vertèbre inférieure. La lame cartilagineuſe ſupérieure eſt auſſi intimement collée à la ſurface oſſeuſe du corps de la vertèbre, que les couches cartilagineuſes qui revêtent les extrémités mobiles des os longs ; mais la face inférieure de cette même lame en diffère beaucoup ; elle eſt inégale, & donne attache à une multitude étonnante de cerceaux ligamenteux, dont pluſieurs ſont concentriques : ces cerceaux ſont plus nombreux & plus ſerrés ſur le contour du corps de chaque vertèbre que vers le milieu, où il reſte un eſpace rempli par une humeur preſque gélatineuſe ou gluante. La couche cartilagineuſe inférieure revêt la face ſupérieure du corps de la vertèbre inférieure, & eſt conſtruite comme la ſupérieure, c'eſt-à-dire, cartilagineuſe comme elle, adhérente comme elle à la ſurface oſſeuſe du corps de la vertèbre.

L'une & l'autre lame eſt un peu plus épaiſſe que les couches cartilagineuſes qui incruſtent les extrémités des os mobiles. La couche ligamenteuſe qui ſépare les deux lames cartilagineuſes, eſt ordinairement plus épaiſſe antérieurement que poſtérieurement : celles qui ſe trouvent entre les

corps

corps des vertèbres lombaires font les plus
épaisses ; celles qui féparent les corps des
vertèbres dorfales le font moins ; celles
qui font placées entre les vertèbres du
cou le font moins que les lombaires , &
le font plus que les couches dorfales.
Il fera encore parlé de cette ftructure
dans l'expofition de la ftructure des vertèbres.

Il eft certain que cette triple couche
eft capable de céder , & qu'elle permet
aux corps des vertèbres un petit mouvement, qui n'eft point local à la vérité,
mais un mouvement par lequel les corps
des vertèbres peuvent être tantôt plus ,
tantôt moins écartés , & un peu fléchis
en devant , en arrière , & fur les côtés.

CHAPITRE XII.

Des Ligamens.

POUR fixer certains os d'une façon
inébranlable , & pour empêcher ceux
qui font deftinés au mouvement d'être
déplacés par l'action des puiffances qui
les remuent, la nature a fortifié les articulations de divers ligamens par lefquels
elle a rendu immobiles certains os dont
la fynarthrofe n'eût pas réfifté aux effets

de la pesanteur & de l'action des parties voisines, & par lesquels elle a prévenu les luxations qui seroient arrivées aux os articulés par les trois différentes espèces de diarthroses que nous venons d'examiner.

Le ligament en général est un trousseau plus ou moins long, plus ou moins large, plus ou moins gros, quelquefois arrondi, de fibres blanches, flexibles, élastiques, très-fortes, qui prennent leurs origines & leurs insertions aux os qu'ils retiennent dans leur place; ils prennent aussi quelquefois naissance des expansions tendineuses des muscles. Quoique la substance des ligamens soit similaire, c'est-à-dire, quoiqu'elle paroisse la même dans presque tous les ligamens, cependant les ligamens diffèrent beaucoup entre eux en figure; car il y en a qui représentent des cordons, d'autres ressemblent à des bandelettes; les uns sont triangulaires, d'autres sont ronds & applatis; les uns sont figurés en capsules presque membraneuses, d'autres ressemblent à des gaînes; quelques-uns forment des anneaux; les uns sont grands, d'autres très-petits, d'autres longs; il y en a de carrés, de droits, d'obliques, d'horisontaux.

Les ligamens portent différens noms, qui sont pris la plupart des différences

que nous venons d'indiquer ; leur situation, relativement aux parties qu'ils
attachent, leur donne aussi plusieurs dénominations : ainsi il y en a d'antérieurs,
de postérieurs, d'internes, d'externes,
de supérieurs, d'inférieurs. Quand deux
ligamens se croisent dans les mouvemens
des os, on les appelle ligamens croisés ;
ils empruntent quelquefois leurs noms de
leurs usages : ainsi il y a des ligamens sus-
pensoires, des ligamens obturateurs. Il y
a des ligamens qui ne servent qu'à affermir
l'union des os, ou des cartilages auxquels
ils s'attachent ; d'autres servent à retenir
dans leur situation le corps des muscles ;
plusieurs retiennent & dirigent les tendons
des muscles, & les empêchent de sortir des
gouttières superficielles, par lesquelles ces
tendons passent pour arriver aux parties
qu'ils doivent remuer.

La plupart des ligamens, ainsi que je
l'ai déjà avancé, seront aux articulations
mobiles des os ; mais il y en a quelques-
uns qui s'insèrent à des os immobiles.
Ceux qui s'insèrent aux os qui ont de
grands mouvemens, sont, pour l'ordinaire, plus longs que ceux qui s'insèrent
aux os immobiles, ou à ceux qui n'ont
qu'un mouvement obscur. Les ligamens
longs, dont nous trouvons chaque articulation fortifiée, cachent sous eux une

efpèce de bourfe ligamenteufe attachée à
tout le contour de chacun des os articulés :
cette bourfe ligamenteufe a été appelée
capfule articulaire. La furface de cette
bourfe, qui regarde la cavité de chaque
articulation, eft très-liffe & très-polie,
continuellement humectée par la liqueur
articulaire. La face externe de la capfule
eft inégale, & affez fouvent fortifiée par
des expanfions tendineufes & aponévrotiques des mufcles qui l'environnent :
quelquefois des fibres charnues des mufcles s'y infèrent ; fouvent elle reçoit
plufieurs fibres des ligamens longs de
l'articulation. Ces fibres acceffoires ligamenteufes ou tendineufes, qui fe jettent
fur la capfule, prennent des directions
différentes ; il y en a de droites, d'obliques ; quelques - unes montent prefque
circulairement dans la fubftance de la
capfule. Les capfules articulaires diffèrent
entre elles par leur grandeur, leur force
& leur épaiffeur. Souvent la même capfule
eft très-forte & très-épaiffe en certains
endroits, & fi mince en certains autres,
qu'elle y eft tout - à - fait tranfparente.
Chaque capfule a l'ufage de retenir dans
la cavité articulaire la fynovie ou la
liqueur articulaire, qui, fans un tel fecours, s'épancheroit & cefferoit par conféquent d'humecter les faces articulaires

des os ; elle a aussi celui de concourir avec les ligamens longs à affermir les os dans leur union.

Quoique j'aie dit que chaque capsule s'attachoit à tout le contour des deux extrémités de deux os articulés , il y a cependant quelques os articulés dans lesquels cette règle n'a pas lieu ; tels sont les os du carpe & les os du tarse. Dans ces parties , plusieurs os disposés en plusieurs rangées , ne font qu'une seule articulation ; & alors la capsule articulaire est simplement attachée au contour de chaque rangée osseuse , & non pas à tout le contour de chaque os en particulier.

Il y a encore de certains ligamens qui sont cachés dans les articulations , & que l'on n'apperçoit que quand on a coupé la capsule par une section circulaire ; tel est , par exemple , le ligament qui attache la tête du fémur dans le fond de la cavité cotyloïde , & qui est improprement appelé ligament rond.

J'ai dit ci-dessus qu'il y avoit certains ligamens qui , quoique attachés aux os , ne servoient en rien aux articulations ; tel est , par exemple , le ligament qui va de l'acromium à l'apophyse coracoïde. Il y en a qui protègent simplement les vaisseaux & les nerfs dans leur passage ; tel est le ligament qui , d'un des bords de l'échancrure sus-orbitaire, va à l'autre bord de la même échancrure ; tel est celui qui, d'un des bords de l'échancrure de la côte supérieure de l'omoplate, s'étend à l'autre bord de cette échancrure : tel est encore celui qui va d'un des bords de l'échancrure de la cavité cotyloïde à l'autre bord de cette même échancrure.

Il y a des ligamens qui servent à attacher des cartilages mobiles à un même os ; tels sont les petits ligamens qui attachent les cornes ou extrémités des cartilages semi-lunaires de l'articulation du fémur avec le tibia ; tels sont encore les petits ligamens qui attachent aux apophyses orbitaires internes de l'os frontal, les poulies cartilagineuses des muscles trochléateurs des yeux.

Il y a encore des ligamens qui, placés le long de deux os longs, ne bornent pas leurs usages à affermir l'union de ces os ; mais qui présentent de grandes & larges surfaces pour donner plusieurs attaches à différens muscles ; tels sont les ligamens entre-osseux des os des avant-bras & des os de la jambe ; tels sont encore les ligamens obturateurs des trous ovalaires du bassin. Ces ligamens, non-seulement bouchent les trous ovalaires, mais donnent insertion ou origine aux muscles obturateurs; tels font ceux qui bouchent les trous poftérieurs de l'os facrum.

J'ai avancé ci-deffus, que les ligamens différoient quelquefois entre eux par leur fubftance : en effet, il y en a quelques-uns qui font en partie cartilagineux ; tels font les ligamens qui environnent les extrémités fupérieures des os du radius ; tels font ceux qui fe trouvent aux extrémités inférieures des cubitus ; telles font encore les gaînes des tendons aux doigts.

Il y a des ligamens beaucoup plus élaftiques les uns que les autres ; les couches ligamenteufes qui rempliffent les intervalles que laiffent entre eux les corps des vertèbres, font de tous les ligamens ceux qui ont le plus de force & de reffort, & qui exercent le plus fouvent la force de leur élafticité. Quelques-uns font prefque continuellement bandés ; tels font ceux qui font placés entre les apophyfes épineufes des vertèbres du dos & des lombes.

Plufieurs de nos vifcères font retenus dans leur fituation par des ligamens; mais ceux-ci font purement membraneux, & n'ont ordinairement aucune attache aux os. Il y a des ligamens qui n'ont d'autre ufage connu que de donner attache ou naiffance à des fibres mufculeufes; tels sont les ligamens inter-musculaires de l'humérus.

L'on peut encore placer au rang des ligamens plusieurs expansions, que l'on regarde ordinairement comme simplement aponévrotiques, & qui servent d'enveloppes & de cloisons à certains muscles ; telles sont les enveloppes aponévrotiques & ligamenteuses des muscles de l'avant-bras, de la cuisse, & de la jambe. L'on peut placer dans cette classe les aponévroses palmaires & plantaires.

Ce que je viens de dire des ligamens est suffisant pour se former une idée de leur structure, de leur diversité, & de leurs usages. Je décrirai dans le cours de cet Ouvrage les attaches particulières des principaux ligamens.

CHAPITRE XIII.

Des Cartilages.

LE cartilage est placé par les Anatomistes, ainsi que le ligament, au rang des parties similaires. Le cartilage est une substance blanche, élastique, assez polie, insensible, flexible, dans laquelle on ne peut que très-rarement découvrir distinctement de tissus fibreux ou filamenteux.

La substance des cartilages n'est pas exactement la même dans tous ; plusieurs diffèrent aussi par leur grandeur, leur figure, & par leurs usages.

Il y en a qui sont taillés par lames extrêmement minces, & ces lames revêtent les extrémités des os articulés : elles y sont si intimement adhérentes, qu'il est moins difficile de les détruire que de les séparer des extrémités des os. La surface de ces lames, ou couches cartilagineuses, est extrêmement polie du côté des cavités articulaires.

Ces couches cartilagineuses sont autant de petits coussins que la nature a placés aux extrémités des os ; ces coussins amortissent les effets du frottement & du mouvement des os articulés, & les effets des coups & des percussions que les os se donnent quelquefois mutuellement. Ces sortes de cartilages étant destinés aux usages dont je viens de parler, l'on apperçoit sans difficulté la raison de leur sorte de dureté, de leur poli, & de leur insensibilité ; car toutes ces qualités concourent à les rendre propres à remplir les fonctions que nous venons de leur assigner.

Les extrémités saillantes des os articulés ne sont pas les seules parties qui soient recouvertes des lames cartilagi-

E v

neufes; ces mêmes lames tapiſſent auſſi toutes les cavités articulaires, & celles-ci ſont exactement ſemblables à celles dont ſont encroûtées les extrémités ſaillantes des os articulés : ainſi cette double couche cartilagineuſe empêche non-ſeulement que le mouvement des os ne les détruiſe, mais même facilite admirablement leur mouvement.

Quoique j'aie avancé, dans la définition que j'ai donnée du cartilage, que c'étoit une ſubſtance deſtituée de fibres ſenſibles, l'on en apperçoit cependant aſſez clairement quelques-unes dans une ſorte de cartilages que nous appellerons inter-articulaires. Ces cartilages, ainſi que les premiers, ſervent aux articulations ; mais ils ſont dégagés de toute adhérence immédiate aux os articulés ; leur ſurface eſt très-gliſſante, liſſe & polie ; & ils ſont renfermés dans les cavités articulaires, & placés entre les deux couches cartilagineuſes, qui, ainſi que nous l'avons dit, revêtent exactement les extrémités articulaires des os. Ces ſortes de cartilages font encore plus manifeſtement la fonction de couſſins entre les os, que les couches articulaires qui en revêtent les extrémités ; leur épaiſſeur, leur ſituation prouvent qu'ils ont cette propriété. Ils ſont attachés par leurs contours aux capfules des articulations; quelques-uns font attachés par de petits ligamens à l'un des deux os articulés; tels font les cartilages femilunaires, que l'on trouve conftamment dans les articulations des jambes avec les cuiffes. L'on voit même quelques fibres tendineufes fe jeter poftérieurement dans le bord externe de ces cartilages. Les cartilages ovalaires, que l'on remarque dans l'une & l'autre articulation de la mâchoire inférieure avec les apophyfes tranfverfes des os temporaux, doivent auffi être placés parmi les cartilages inter-ovalaires, ainfi que ceux qui fe trouvent dans les articulations des clavicules avec le fternum. Le cartilage inter-articulaire du carpe avec le radius, doit auffi être placé dans cette feconde claffe.

Dans tous les cartilages inter-articulaires, il eft aifé d'appercevoir plufieurs fibres ligamenteufes, entre-mêlées dans la fubftance de ces cartilages; de forte qu'ils font des corps en partie cartilagineux, & en partie ligamenteux: c'eft fans doute ce qui a engagé Ingraffius a appeler les cartilages inter-articulaires du genou, cartilages ligamenteux.

Il y a encore plufieurs autres cartilage très-différens de ceux que nous venons d'indiquer, ce sont ceux qui sont placés aux extrémités des côtes. Ceux-ci sont plus longs, plus grands, plus épais que les précédens ; ils ont à peu près la courbure des côtes, ils sont plus longs que larges ; quelques - uns sont arrondis. Chaque vraie côte a son cartilage : trop courte par elle-même pour arriver jusqu'au sternum, un cartilage d'une longueur proportionnée à la distance qui est depuis le bout de la côte jusqu'au sternum, supplée au peu de longueur de la côte ; il se soude avec la côte par une de ses extrémités ; & par l'autre, il s'articule avec le sternum. Il n'y a que les cartilages des vraies côtes qui s'étendent jusqu'au sternum ; ceux des fausses finissent avant que d'y arriver. Les cartilages des deux premières fausses côtes se réunissent assez souvent en un seul & même cartilage. J'ai vu plusieurs fois des espèces d'articulations entre le cartilage de la première fausse côte & celui de la seconde, & quelquefois même entre le cartilage de la seconde fausse côte & celui de la troisième : les cartilages des deux dernières fausses côtes sont très-courts, & se terminent en pointe ; ceux des premières fausses côtes, ainsi que ceux des dernières des vraies, se plient en arcs, & la convexité de ces arcs cartilagineux regarde en bas. La souplesse des différens cartilages des vraies côtes augmente la mobilité des côtes, & par conséquent facilite la respiration.

Tous les cartilages dont nous venons de parler, excepté les cartilages des fausses côtes, ont quelque rapport aux articulations : ceux dont les extrémités mobiles des os sont recouvertes, peuvent être nommés cartilages articulaires : ceux qui sont cachés dans les cavités des articulations, & qui n'ont point d'adhérence immédiate aux os, sont appelés cartilages inter-articulaires : ceux qui remplissent les intervalles qui sont entre les côtes & le sternum, peuvent être appelés cartilages articulés. Il nous en reste encore quelques-uns à examiner, dont les uns appartiennent à la dernière classe, c'est-à-dire, à celle des cartilages articulés, & dont les autres, au contraire, n'ont aucun rapport avec les articulations.

Nous placerons dans la classe des cartilages articulés ceux qui contribuent à former l'organe de la voix, c'est-à-dire, les cartilages du larinx, tels que le cartilage tyroïde, le cartilage cricoïde, & les deux cartilages aryténoïdes. Nous placerons aussi dans cette même classe, les cartilages du nez & ceux des oreilles. Nous placerons dans la classe des cartilages

qui n'ont aucun rapport avec les articulations, ceux de la trachée-artère, & les
cartilages qui revêtent certaines sinuosités osseuses, par lesquelles passent les
tendons de certains muscles ; tels sont
ceux qui tapissent les sinuosités des os
du bras, par lesquelles passent les tendons
des muscles biceps : tels sont encore ceux
qui tapissent les sinuosités superficielles
de l'extrémité inférieure du radius, par
lesquelles passent les tendons des muscles
extenseurs des doigts , &c. Dans la substance cartilagineuse qui revêt ces sinuosités , l'on apperçoit plusieurs fibres ligamenteuses & plusieurs fibres tendineuses ,
entremêlées dans la substance cartilagineuse ; plusieurs fibres du périoste se
joignent aux fibres tendineuses & ligamenteuses : ainsi les cartilages inter-
articulaires ne sont pas les seuls qui
admettent dans leur structure des fibres
ligamenteuses. Je ne croirois pas même
m'écarter beaucoup de la vérité, si je
disois que la substance dont sont tapissées
les sinuosités des os, est moins cartilagineuse que celle des cartilages inter-
articulaires : il en est à peu près de même
des cartilages dont sont bordés les os
des isles. La substance cartilagineuse fait,
à la vérité, la base de leur tissu ; mais les
extrémités des fibres aponévrotiques des

muscles du bas-ventre, celles du périoste, s'insinuent fort avant dans la substance de ces cartilages.

CHAPITPE XIV.

Des Glandes articulaires.

L A cavité de chaque articulation est continuellement arrosée par une liqueur grasse & onctueuse, qui est fournie par des organes glanduleux ; cette liqueur, à mesure qu'elle se dépense, est reproduite. Elle ne se corrompt point, parce que la même liqueur fait peu de séjour ; des vaisseaux la reprennent, à mesure que d'autres vaisseaux la répandent. Quoique l'industrie de la nature éclate dans la structure des capsules articulaires, dans celle des différens ligamens qui affermissent les articulations, dans leur arrangement & leur direction ; quoique cette même industrie ne se fasse pas moins admirer dans la forme & la figure des extrémités articulaires des os, & dans les couches cartilagineuses dont elles sont revêtues, dans leur intime adhérence aux os & dans le poli de leurs surfaces ; les surfaces des couches cartilagineuses, desséchées, échauffées par le mouvement, auroient bientôt été détruites, si

la même main qui a rendu toutes ces parties
si souples, si propres à se remuer dans les
directions que leur impriment les puissances musculeuses, n'avoit pas placé dans
chaque articulation des sources intarissa-
bles d'une liqueur propre à entretenir la
souplesse, & une sorte de mollesse & d'é-
lasticité. Cette liqueur est appelée liqueur
articulaire, synovie ; quelques - uns l'appellent la liqueur de Havers, auteur mo-
derne, qui a travaillé avec succès sur la
structure des os. Cette liqueur est aux os
qui se remuent, ce que la graisse, le suif,
l'huile, & toutes les matieres grasses sont
aux essieux des voitures ou aux axes des
roues tournantes.

Les sources de ce liquide si précieux,
& dont les vices trop ordinaires dans notre
vieillesse, sont suivis d'accidens fâcheux,
sont des organes glanduleux, placés la plupart dans les cavités mêmes des articulations : quelques - uns de ces organes sont
aussi placés dans le voisinage de chaque
articulation ; & si cette structure n'a pas
lieu dans toutes les articulations, je puis
au moins assurer qu'il y en a plusieurs dans
lesquelles les organes glanduleux, renfermés dans leurs cavités, ne sont pas les
seules sources qui fournissent la liqueur
articulaire. D'autres organes exactement
semblables à ceux qui sont renfermés dans

les cavités articulaires, font placés dans le
voifinage ; & la liqueur que ces organes
féparent, eft conduite dans la cavité articulaire, par des rigoles particulieres ou
des efpèces de gouttières, & par des entre-ouvertures pratiquées dans l'épaiffeur
des capfules articulaires.

Les organes qui féparent la liqueur articulaire, font placés au rang des glandes ;
ces glandes reffemblent à de petites
éponges rougeâtres, molles, arrofées de
beaucoup de vaiffeaux fanguins ; quelques
petits filets nerveux fe répandent dans
leur fubftance ; l'on y découvre plufieurs
enfoncemens & plufieurs éminences, en
forme de mamelons ; il y en a quelques-
uns dont le tiffu eft ferré ; il y en a
d'autres qui font fi molles, qu'elles fe
réduifent à un volume prefque impercep-
tible d'abord qu'on les preffe. Leurs
canaux excrétoires n'ont pas encore été
démontrés : l'on voit la liqueur qu'elle
féparent fuinter de plufieurs petites ouvertures. Ainfi ces glandes n'ont point de
conduit particulier auquel les extrémités
artérielles aboutiffent, mais plufieurs
conduits, dont chacun eft le confluent
de plufieurs petites artérioles huileufes :
peut-être auffi chaque ouverture dont on
voit fortir la liqueur articulaire, n'eft-elle
autre chofe que l'extrémité d'une artériole

fynoviale. Ce qu'il y a de certain, c'eft
que fur la furface de chaque enfoncement
glanduleux, il y a plufieurs ouvertures
qui fourniffent cette liqueur; qu'elle
s'amaffe dans ces enfoncemens; qu'elle
les diftend, & que c'eft de la diftenfion
de chacune de ces cavités que dépend le
gonflement plus ou moins grand de la
glande, à peu près comme le gonflement
d'une éponge dépend du degré plus ou
moins grand de plénitude dans lequel fe
trouve chaque cellule de l'éponge.

Parmi les glandes articulaires qui font
renfermées dans la cavité de chaque articulation, il y en a qui font placées dans
des enfoncemens faits exprès pour elles;
ces enfoncemens ou arrière-cavités font
exactement remplis par ces glandes,
quand elles font gonflées d'une grande
quantité de liqueur : dans ces efpèces de
loges, elles font à l'abri de toute com-
preffion ou meurtriffure de la part des os
qui fe remuent; ou, fi elles font com-
primées, elles ne le font qu'autant qu'il
eft néceffaire, pour que la liqueur dépofée dans leurs cavités & leurs follicules
en foit exprimée, verfée & promenée
fur toute la furface de l'articulation.

Parmi ces mêmes glandes, je veux
dire parmi celles qui fe trouvent renfermées dans les cavités articulaires, il y

en a qui font placées fur le contour intérieur de l'attache des capfules aux os, &
fur le contour des extrémités mobiles
des os ou des lames cartilagineufes ; fur
cette partie des furfaces des os, il ne fe
fait aucun mouvement : ainfi, quoique
les glandes y paroiffent à découvert, elles
ne courent aucun rifque d'être détruites
par le frottement des extrémités articulaires des os. Ces glandes font de beaucoup plus petites que celles qui font
placées dans les arrière-cavités des articulations ; mais auffi leur nombre fupplée
à leur petit volume : elles font très-
multipliées : la capfule femble reculer en
plufieurs endroits, comme pour faire
autant de petites loges où ces glandes
repofent. Outre les glandes articulaires
internes, il y en a d'externes ; & celles-ci
font auffi de différente grandeur & confiftance : parmi les glandes articulaires
externes, il y en a qui font placées dans
des vuides que font les capfules, en
s'attachant aux contours des extrémités
offeufes : il y en a d'autres qui font logées
dans des entre-ouvertures ou écartemens
que forment les fibres de la capfule, à
l'endroit de leur infertion aux extrémités
des os articulés. L'on voit auffi affez fouvent paffer des vaiffeaux par ces mêmes
écartemens, & ces vaiffeaux fe diftribuent

dans les glandes, & pénètrent jusques dans la cavité de l'articulation.

Il y a des glandes placées sur le contour de la capsule extérieurement : celles-ci peuvent être appelées glandes articulaires externes ; elles ressemblent aux petites glandes articulaires internes, que nous avons dit être placées le long du contour intérieur de la capsule à l'endroit de son insertion à chaque os. Quelques-unes de ces glandes externes sont extrêmement molles, & ressemblent à des cellules graisseuses : je les ai, pendant bien du temps, prises pour de petits pelotons graisseux ; mais on peut s'assurer de leur structure glanduleuse, en pressant ces petits corps graisseux ; car alors on trouvera dans leur centre un petit corps rougeâtre, spongieux, & qui ressemble exactement aux petites glandes articulaires internes. Il est vraisemblable que ces corps glanduleux versent la liqueur qu'elles séparent dans les écartemens que laissent entre elles les fibres de la capsule, en s'insérant au contour des extrémités des os articulés.

L'on trouve encore dans le voisinage des grandes articulations, des corps glanduleux, exactement semblables à ceux que je viens de décrire, & qui sont semés çà & là, à peu de distance de la capsule :

la liqueur que filtre cette seconde classe
de glandes articulaires externes ne pénètre pas dans l'intérieur de l'articulation,
elle ne sert qu'à en humecter le voisinage,
& à entretenir la souplesse des ligamens
& des tendons : j'ai trouvé plusieurs de
ces petits corps glanduleux dans la cavité
du grand trochanter. Il est aisé de les
confondre au premier coup d'œil avec
des flocons de substance graisseuse ; mais
quand on se donne la peine de les examiner avec beaucoup d'attention, l'on
apperçoit quelque chose de glanduleux
dans l'intérieur de chaque petit peloton
graisseux. Je ne veux pas insinuer par ce
que je viens de dire des glandes articulaires externes, que tous les pelotons
huileux ou graisseux que l'on trouve sur
le contour des grandes articulations soient
autant de glandes ; il y a bien de ces
pelotons dans lesquels, après un sérieux
examen, l'on doit convenir qu'il n'y a
rien de glanduleux ; j'ai seulement voulu
faire connoître qu'il y en a quelques-uns
qui, par leur structure, imitent les petites
glandes articulaires internes, & peuvent
à aussi juste titre qu'elles, être placés au
rang des glandes. J'avertis même, qu'il
y a des sujets dans lesquels la structure
que je viens de proposer ne paroît pas si
clairement que dans d'autres. L'on ne

remarque en effet, dans les sujets où
l'on ne découvre rien de glanduleux dans
l'extérieur des grandes articulations, que
des sacs huileux, plus ou moins multipliés; ces sacs ou flocons graisseux répandent, quand on les presse, une huile
mucilagineuse dont est humecté le voisinage de chaque articulation. Il est très-
possible que dans certaines circonstances,
cette espèce de liqueur articulaire externe pénètre dans l'intérieur de la capsule
par les pores & à travers les petites pellicules qui bouchent les écartemens de
ses fibres.

Les cavités articulaires ne sont pas
destituées de vaisseaux, on en voit un
très-grand nombre ramper sur le contour
intérieur de chaque extrémité de la capsule; ils se répandent dans son tissu; ils
donnent plusieurs rameaux aux petits
grains glanduleux qui sont placés, &
comme arrangés sur le bord intérieur de
la capsule. Plus les grains glanduleux
sont saillans, plus aussi les vaisseaux qu'ils
reçoivent sont sensibles. Les principales
branches de ces vaisseaux se distribuent
dans les glandes que nous avons dit être
placées dans les arrière-cavités des articulations, comme dans l'articulation du
fémur, du péroné, &c. Ils pénètrent
dans la cavité articulaire, par les entre-

ouvertures que laissent entre elles les fibres de la capsule, en s'insérant aux os par des échancrures particulières, pratiquées sur le contour de la cavité articulaire, comme dans l'articulation de la cuisse avec l'os des isles, ou par des chemins obliques qu'ils se font à travers la substance de la capsule. La plupart des vaisseaux qui se distribuent dans les articulations, font des rameaux des troncs qui se répandent dans les muscles voisins. Cette structure nous donne moyen d'expliquer pourquoi il se sépare une plus grande quantité de suc articulaire dans le temps que nous en avons besoin, que dans tout autre temps. Or, quel est le temps où la nécessité d'un tel suc est plus pressante ? C'est sans doute dans le temps du mouvement des os articulés ; c'est le mouvement qui échauffe & dessèche la surface de l'articulation : il est donc nécessaire qu'une grande quantité de suc articulaire se répande dans la cavité de chaque articulation, dans le temps du mouvement des os. Or, quelle est la cause qui détermine le suc articulaire à couler plus abondamment dans l'articulation dans le temps du mouvement que dans celui du repos ? La première cause de ce phénomène est la pression que les extrémités des os font sur les organes glanduleux: pression qui est suffisante pour exprimer les liquides qui séjournent dans leurs follicules, & qui n'est point assez forte pour les détruire. La nature, par le soin qu'elle a pris de creuser des arrière-cavités dans certaines articulations, de placer en d'autres les cavités qui logent les glandes articulaires hors de l'articulation, de situer les petites glandes articulaires internes dans des lieux où il n'y a qu'un frottement léger, a pourvu à leur sûreté & à leur conservation. La seconde cause qui détermine le suc articulaire à se répandre plus abondamment dans l'articulation dans le temps du mouvement que dans celui du repos des os, est la puissance même qui contracte le muscle : cette puissance, en agissant sur les muscles, resserre tellement leur tissu, que le sang n'y passe pas en si grande quantité dans le temps de leur contraction que dans le temps de leur repos. Cette vérité est prouvée par la pâleur des muscles dans le temps de leur contraction. Or, si le sang se répand en moindre quantité dans les muscles pendant leur contraction, il est nécessaire qu'il coule en plus grande quantité dans les vaisseaux voisins : ainsi les artères articulaires étant des branches collatérales des vaisseaux qui se distribuent dans les muscles, ces artères dans

le temps de la contraction des muscles,
recevront d'autant plus de sang, qu'il en
passera moins à travers le tissu muscu-
leux ; le sang alors abondera donc en
plus grande quantité aux glandes articulaires. Or, dans les sécrétions, la quantité
du liquide séparé étant toujours, toutes
choses égales, en proportion directe avec
la quantité du liquide qui distend leurs
vaisseaux, il se séparera donc plus de suc
articulaire dans le temps de la contraction
des muscles, c'est-à-dire, dans le temps
du mouvement des os, que dans le temps
de leur repos.

J'ai dit ci-dessus, qu'il y avoit des
entre-ouvertures dans chaque extrémité
de la capsule, qu'elles étoient le siége
de quelques corps glanduleux & le passage
de quelques vaisseaux ; il ne faut pas
conclure de cette vérité, que tous les
vaisseaux qui se distribuent dans les
articulations, passent par ces écartemens
ou par des échancrures faites exprès. Les
vaisseaux articulaires, avant de s'insinuer
dans les cavités articulaires, se répandent
dans le périoste, qui s'insinue un peu
jusques dans la cavité de chaque articulation ; il finit au contour de la lame cartilagineuse qui recouvre l'extrémité de
l'os ; il y transporte avec lui plusieurs
vaisseaux, qui se distribuent en partie

Partie I. F

dans la fubftance de l'os & en partie dans les glandes articulaires internes.

Il ne faut pas conclure des entre-ouvertures de la capfule, qu'elle foit réellement percée, & que par les petites loges où font placées quelques glandes, & par les chemins qui fuivent les vaif-feaux en entrant dans la capfule, la liqueur articulaire puiffe s'extravafer hors l'articulation ; car ces petits trous, ces entre-ouvertures font exactement fermées par de petites pellicules membraneufes d'un tiffu extrêmement fin, & ces pelli-cules font attachées à tout le contour de chaque entre-ouverture.

Pour s'affurer de l'exiftence de ces pellicules membraneufes & tranfparentes qui bouchent les ouvertures de la capfule & celles des échancrures creufées fur le contour des cavités cotyloïdes des os des ifles, par exemple, il fuffit, après avoir écarté & enlevé les tégumens & les mufcles, de faifir l'os de la cuiffe, ou tout autre os long, & de lui faire exé-cuter plufieurs mouvemens en différens fens ; car alors, à mefure que la tête de l'os fe promènera dans la cavité, l'on appercevra très-clairement fur le contour de chaque extrémité de la capfule, plu-fieurs petits facs tranfparens qui s'élè-veront en boffe, & qui s'affaifferont

successivement : l'on s'assure encore de
leur existence, en faisant une ouverture
dans la capsule, & en poussant de l'air
par cette ouverture dans la cavité de la
capsule : car alors l'air, non-seulement
distendra comme une vessie la capsule
articulaire, mais les petites membranes
obturatrices des entre-ouvertures de la
capsule feront autant de petites bosses
en dehors, & paroîtront très-transpa-
rentes. Ces membranes, si elles ne bouchent pas exactement, font donc au
moins les fonctions de valvules ; elles
empêchent le liquide contenu dans la
cavité articulaire de se répandre dans les
dehors de l'articulation : l'échancrure
par laquelle passent dans l'articulation
de la cuisse, une artère, une veine & un
nerf, est bouchée par le même artifice.
Plusieurs membranes très-minces, très-
flexibles, accompagnées & recouvertes
du tissu cellulaire, s'attachent d'une part
au ligament qui marche d'un des bords
de l'échancrure à l'autre bord ; d'autre
part, elles contractent des adhérences
avec les surfaces des vaisseaux mêmes,
& avec tout le contour de l'échancrure.
L'on peut donc regarder ces membranes
& le tissu cellulaire dont elles font accompagnées, comme les seuls obstacles
qui s'opposent à la chute & à la sortie de

la liqueur articulaire de l'articulation de
la cuiſſe avec les os innominés. En effet,
l'échancrure cotyloïdienne étant ſituée à
la partie preſque inférieure du contour de
la cavité cotyloïde, quels autres agens
que ceux que je viens de décrire pourroient s'oppoſer à l'épanchement de cette
liqueur ?

Il ſe trouve dans l'articulation du bras
avec l'omoplate, une ſinuoſité qui a
quelques rapports avec l'échancrure dont
nous venons de parler ; comme elle, elle
pénètre dans la cavité articulaire ; mais
elle en diffère beaucoup par ſes uſages.
D'ailleurs, l'échancrure eſt creuſée dans
le bord inférieur de la cavité cotyloïde
des os innominés, & la ſinuoſité dont
je parle ici eſt pratiquée ſur le bord ſupérieur, & un peu interne, de la tête de
l'humérus. L'échancrure tranſmet des
vaiſſeaux & un nerf dans le fond de la
cavité cotyloïde ; la ſinuoſité tranſmet le
tendon du biceps. L'échancrure n'eſt
point baignée de la liqueur articulaire,
& la liqueur de l'articulation de l'omoplate avec l'humérus, pénètre juſques
dans la cavité de la ſinuoſité, qui eſt fort
longue ; mais, quoique cette liqueur deſ-
cende de la cavité de l'articulation de
l'humérus avec l'omoplate, le long de
la ſinuoſité ou gouttière biceptale, elle

ne s'épanche nullement; elle se répand
simplement sur la surface du tendon &
sur celle de la sinuosité, pour faciliter le
mouvement du tendon sur la gouttière,
& pour que le frottement considérable
qu'essuie ce tendon, n'en blesse point
la délicatesse. Une petite bourse membraneuse prend naissance du bord de la
capsule articulaire qui recouvre le sommet de la sinuosité; cette même bourse,
mince, flexible, prend aussi naissance de
l'un & de l'autre bord de la gouttière:
le tendon se plonge dans la cavité de
cette bourse, il en est recouvert dans
toute la longueur de la sinuosité: vers
l'extrémité inférieure de la sinuosité, la
capsule vient s'attacher à toute la circonférence du tendon; & c'est cette insertion de la bourse à la circonférence
du tendon, qui empêche la liqueur articulaire de s'épancher, non-seulement de
la sinuosité, mais aussi de la cavité de
l'articulation de l'humérus avec l'omoplate: par cet artifice, le tendon peut
se remuer sur la surface de la sinuosité,
& la surface de la sinuosité sur le tendon,
sans que le frottement nuise à leur mouvement, & sans que la liqueur articulaire
sorte des lieux où sa présence est nécessaire.

❦

F iij

CHAPITRE XV.

De la Moëlle & des Vaisseaux des Os.

LA moëlle est une substance grasse, huileuse, inflammable, blanchâtre, tirant sur le jaune, & quelquefois d'un rouge sale. Cette substance occupe la grande cavité intérieure des os, elle y forme une espèce de cylindre médullaire ; elle se répand aussi dans les cellules des extrémités des os ; elle remplit la cavité de chaque cellule, mais celle-ci est ordinairement d'une couleur plus obscure que celle qui remplit la grande cavité. Il y a encore une troisième sorte de moëlle, plus fine, plus ténue que celle qui remplit la grande cavité de l'os, & que celle qui est déposée dans les cellules : cette moëlle, extrêmement pénétrante, est répandue dans toutes les parties de l'os, & même jusques dans son tissu le plus solide.

La moëlle répandue dans les cavités cellulaires des os, & celle qui s'insinue dans le tissu de l'os, diffèrent & entr'elles & de la masse médullaire contenue dans la grande cavité ; celle-ci, dans certaines circonstances, reproduit les deux autres espèces de moëlle, & principalement la moëlle des cellules; & réciproquement la moëlle des cellules coule des espaces cellulaires de l'os dans la grande cavité de l'os, & renouvelle la moëlle du grand cylindre médullaire. La moëlle des cellules est produite dans différens endroits & souvent dans des lieux très-éloignés de la grande cavité de l'os; car l'on observe sur les parois de chaque cellule osseuse de petites membranes figurées en bandelettes déchirées, & ces membranes sont parsemées de plusieurs vaisseaux que l'on peut regarder comme les organes sécrétoires de la moëlle. Le cylindre médullaire est un réservoir, qui, lorsque la moëlle cellulaire est prête à manquer, est en état de fournir aux cavités des cellules un suc médullaire qui prend la place de celui qui a été dépensé; l'on ne découvre pas même dans le cylindre médullaire cette multitude énorme de vaisseaux que nous appercevons dans les membranes qui flottent dans les cellules; tout annonce dans la multitude des vaisseaux qui rampent dans ces petites membranes, une sécrétion; leur nombre, leur finesse énorme, la multitude de ces membranes, l'huile qu'elles renferment, rendent cette opinion plus que vraisemblable : ainsi il y a lieu de croire que la plus grande partie de la moëlle est filtrée dans les membranes qui se répandent dans les cellules osseuses ; que de ces cellules elle est portée par la pression de celle qui est fournie de nouveau, & par son propre poids, dans la grande cavité cylindrique de l'os ; qu'elle y est déposée ; qu'elle s'y mêle avec celle qui est produite dans les propres membranes du cylindre médullaire : ainsi le cylindre médullaire, qui est comme le réservoir de la moëlle, n'est point le seul organe qui travaille à la formation de la moëlle dont il est rempli. Mais le cylindre médullaire, qui remplit la grande cavité des os, doit-il sa naissance uniquement à la moëlle qui découle des cellules ? Il ne paroît pas que cela soit ainsi ; car l'on apperçoit dans le cylindre médullaire plusieurs petits filamens membraneux dans lesquels on peut distinguer quelques vaisseaux : d'ailleurs, la totalité de ce cylindre est renfermée dans une membrane vasculaire, extrêmement mince, dans laquelle on peut distinguer, à l'aide des injections, une grande multitude de vaisseaux, desquels il y a lieu de penser que se sépare la partie huileuse ou médullaire : ainsi le cylindre médullaire est lui-même un organe sécrétoire dans lequel se filtre

au moins une grande partie de la moëlle
à laquelle il doit son volume, & par
conséquent il n'est pas entiérement formé
par la moëlle qui découle des cellules
osseuses.

Mais, dira-t-on, pourquoi, si la membrane dont est revêtu le cylindre médullaire est un organe *sécrétoire* du suc médullaire, recourir à la moëlle cellulaire pour
expliquer la sécrétion d'une partie de la
moëlle du cylindre médullaire? C'est que,
quoiqu'il y ait réellement plusieurs vaisseaux dans la membrane de la moëlle, &
que les derniers filets de ces vaisseaux s'a-
vancent même dans l'intérieur du cylindre, ces vaisseaux ne sont pas, à beaucoup
près, si nombreux que ceux qui se distribuent dans les membranes dont les cellules sont tapissées.

Il me reste une remarque intéressante à
faire sur la membrane qui enveloppe la
moëlle : c'est que ceux qui regardent cette
membrane comme une enveloppe universellement répandue sur tout le cylindre
médullaire, se trompent beaucoup ; cette
membrane n'enveloppe la moëlle que par
intervalles : dans plusieurs autres endroits
elle manque tout-à-fait, & la moëlle touche immédiatement la surface intérieure
de l'os. Mais cette membrane, qui enveloppe la moëlle en tant d'endroits, est-

elle différente du périoste interne ? ou le périoste interne n'est-il autre chose que la membrane de la moëlle ? Je puis assurer que je n'ai jamais pu observer sur la surface intérieure de l'os d'autre membrane que celle de la moëlle. Les os que l'on conserve, après en avoir injecté les vaisseaux, en imposent aux yeux : tous ces petits vaisseaux que l'on voit répandus sur la surface de leur grande cavité, sont les vaisseaux de la membrane de la moëlle que l'on laisse attachée à la surface intérieure de l'os ; car si, en ôtant la moëlle, M. Ruysch & tous ceux qui font voir sur des pièces injectées les vaisseaux du périoste interne, n'avoient pas pris cette précaution, il ne seroit resté aucun vaisseau sur toute la surface de la cavité intérieure de l'os.

De tout ce que je viens d'avancer sur la structure de la membrane de la moëlle, & sur celle des petites membranes que soutiennent les cellules osseuses, l'on peut conclure que, quoiqu'il soit très-certain que la moëlle se sépare par cet appareil de vaisseaux qui se distribuent dans la membrane de la moëlle, cette membrane n'est cependant pas le principal organe sécrétoire de la moëlle, & que la cavité de cette membrane est un réservoir dans lequel la moëlle qui découle des cellules,

& celle qui est séparée par les vaisseaux
de la membrane, s'amasse peu-à-peu, &
acquiert par son séjour de la consistance ;
que de ce réservoir la moëlle transsude à
travers les pores & les ouvertures de la
surface de la cavité intérieure de l'os ;
qu'elle s'insinue entre les fibres & les couches dont l'os est composé ; qu'elle se répand à travers toute la substance osseuse
jusqu'à sa surface extérieure ; que la moëlle
la plus grossière se perfectionne par son
séjour, & acquiert dans la cavité de la
membrane un degré de volatilité & de
ténuité qu'elle n'auroit point sans un tel
séjour, à peu près comme la bile cysti-
que dans la vésicule du fiel.

M. Ruysch (*a*) assure avec raison que
les Anatomistes prononcent avec trop de
hardiesse sur l'existence d'une membrane,
qui, comme une enveloppe commune,
seroit universellement répandue sur tout
le cylindre médullaire.

Il y a lieu de croire, quoi qu'en dise
M. Harvei (*b*), que cet Anatomiste re-
connoissoit un périoste interne ; il me paroît même qu'il enrichissoit ce périoste
des vaisseaux qui appartenoient aux membranes de la moëlle. Il prouve l'existence

---

(a) *Advers. Decad. 3. pag. 32.*
(b) *Thes. X. Tab. III. fig. 2. pag. 164.*

ou du périoste interne , ou de la membrane de la moëlle , dans les parties cellulaires des os. Il repréſente cette membrane , ou le périoste mince , comme une
toile d'araignée (*a*) , dont les vaiſſeaux
ſont auſſi fins que nombreux. *Hæc autem*,
dit M. Ruyſch , *ſuperbit arteriolis repletis*,
& exinde rubedine repleta. Il paroît cependant que cet Anatomiſte reconnoiſſoit
& un périoste interne , & une membrane
médullaire , distinguée du périoste ; car,
dans le même endroit , c'est-à-dire , dans
ſon dixième Tréſor anatomique , il repréſente la cavité de l'os de la cuiſſe d'un
enfant recouverte d'une membrane mince
comme une toile d'araignée , & d'une
multitude étonnante de petites artères qui
ſe distribuent dans cette membrane. Ce
qu'il y a de certain , c'est que , 1°. la
moëlle n'a point de membrane qui l'enveloppe dans toute ſon étendue. 2°. C'est
que la membrane , dont on avance que la
ſurface de la cavité intérieure des os est
tapiſſée , n'existe point ; & que ſi l'on apperçoit une membrane ſur la ſurface de la
cavité intérieure des os injectés , ſi l'on
y découvre même une grande multitude
de vaiſſeaux , cette membrane & ces vaiſſeaux appartiennent à la moëlle. Ce ſont

____

(*a*) *Comment. Vol. III. pag. 7.*

plusieurs lambeaux membraneux & vasculaires qui abandonnent la moëlle, & qui,
en se desséchant, se collent si intimement
sur la surface des os, qu'après le desfé-
chement l'on est déterminé à les regarder
comme une membrane qui tapisseroit
toute la cavité intérieure de l'os.

Nous avons distingué trois sortes de
moëlle à raison de leur siége différent, &
non pas à raison d'une nature différente;
c'est-à-dire, que par cette distinction je
ne prétends pas insinuer que la nature de
la moëlle qui remplit la cavité cylindrique
des os, soit entièrement différente de celle
du suc médullaire qui remplit les cellules
osseuses, ni de celle qui se répand entre
les fibres de la substance compacte.

L'existence de cette troisième espèce
de suc médullaire, est établie sur des
preuves solides. L'on peut même prouver
que ce suc a un mouvement continuel
qui le fait traverser depuis la cavité intérieure de chaque os, & depuis les cavités
des cellules osseuses jusqu'à la surface extérieure; car, si l'on expose un os frais
quelconque à la chaleur du soleil, ou simplement au grand air, l'on apperçoit en
peu de temps des gouttes d'huile ou de
moëlle se former sur la surface extérieure
de l'os. Si l'on essuie ces premières gouttes, il en succède bientôt de nouvelles; &

cette transpiration ne cesse point jusqu'à ce que toute la cavité cylindrique de l'os, & les cavités des cellules osseuses soient entièrement vuidées du suc médullaire dont elles sont remplies. Elle continue même bien du temps après que toutes ces sources de la moëlle ont été épuisées : si l'on néglige de faire tomber les gouttes de moëlle qui se forment successivement sur la surface de l'os, cette surface perd bientôt sa transparence, ou plutôt sa blancheur naturelle ; elle devient jaune & quelquefois d'un brun foncé, & elle ne recouvre sa premièe blancheur qu'après que tout le suc médullaire a été entièrement dissipé ; quelquefois même elle ne la recouvre jamais, quelque soin que l'on prenne d'exposer les os aux ardeurs du soleil, & successivement à la rosée de la nuit ; méthode qui, comme l'on sait, est la meilleure pour réussir à blanchir les os.

Ce n'est pas seulement dans les os longs que l'on trouve de la moëlle ; la substance diploïque des os du crâne en est remplie ; le tissu cellulaire des côtes & des os innominés en est plein ; il s'en trouve dans le corps & dans les apophyses des vertèbres, dans le tissu spongieux des os du tarse & du carpe, dans le tissu cellulaire des os de la face. Cette vérité est, je

l'avoue, connue de nos jours ; mais j'ai
d'autant plus de raisons de la faire connoître, que l'on trouve dans Malpighi (*a*)
quelques paſſages qui établiſſent le contraire : *Plura ſunt oſſa quæ intimè ſolida
ſunt, nec ſinuoſa ; & ea quibus contigit ob
levitatem cavitas non omnia medullâ replen-
tur, qualia ſunt coſtæ, quæ affluentem tan-
tùm ſanguinem continent.* La couleur rougeâtre de la moëlle qui remplit les cellules
des côtes en a impoſé à Malpighi ; car il
eſt inconteſtable que le ſuc rouge dont
les cellules des côtes ſont remplies, eſt
une véritable moëlle ſemblable à celle qui
ſe trouve dans les cellules de tous les os
ſpongieux : elle en a la conſiſtance, la
couleur, l'odeur, la ſaveur, en un mot,
toutes les propriétés.

L'opinion des Anatomiſtes qui regardent
la moëlle comme le ſuc nourricier des os,
eſt dépourvue de tout fondement ; il n'y a
que des ſucs analogues à ceux dont nous
voyons que ſe forment dans l'œuf les os
du poulet, qui contiennent toutes les propriétés néceſſaires pour nourrir les os des
animaux ; & perſonne n'ignore qu'il n'y
ait une très-grande différence entre un ſuc
lymphatique, gluant, gélatineux, &
entre des parties graſſes, huileuſes, in-
flammables.

(*a*) *De Omento*, pag. 236.

L'exemple de quelques animaux qui, après avoir dormi & repofé pendant quelques mois, fe réveillent très-maigres, quoiqu'ils fuffent chargés de beaucoup de graiffe avant leur fommeil, n'offre que des armes impuiffantes pour affoiblir les conféquences que l'on doit tirer des obfervations de Malpighi, d'Harvei, & de plufieurs autres fur la nature de cette matière qui nourrit les os, & dans laquelle ils fe réfolvent dans la machine de Papin.

L'on doit placer au rang des contes de vieilles femmes, l'opinion de ceux qui font dépendre des influences de la lune le plus ou le moins de moëlle que l'on remarque dans les os des animaux. Ce qu'il y a de certain, c'eft qu'il eft des animaux dans lefquels on ne trouve que peu de moëlle dans les cellules & dans les grandes cavités des os. Le defir de s'affurer d'un tel fait, & d'en trouver la véritable raifon, en cas qu'il fût avéré par des obfervations réitérées, engagea M. Rohault à fouiller dans les cavités des os de plufieurs animaux dans les différentes phafes de la lune. Le fait fut avéré, c'eft-à-dire, M. Rohault trouva en effet que dans les os de certains animaux il n'y avoit prefque pas de moëlle, pendant qu'il y en avoit beaucoup dans les os de plufieurs autres; mais il fut en même temps conftaté que la

lune n'avoit point fur nos corps un empire affez grand pour produire un tel phénomène ; cet Anatomifte trouva les mêmes variétés dans la quantité de la moëlle
felon les différentes phafes de la lune.

Plufieurs caufes concourent à produire
cette différence dans la quantité du fuc
médullaire des os. Il y en a très-peu dans
les animaux exercés par des travaux longs
& pénibles, & dans ceux qui ont fait abf-
tinence pendant bien du temps ; il y en a
beaucoup dans ceux qui mènent une vie
fédentaire, qui fe nourriffent beaucoup,
& qui tranfpirent peu.

La moëlle eft aux os ce que la graiffe
eft aux autres parties du corps ; les propriétés de ces deux fubftances font les
mêmes ; elles fe féparent par le même
artifice : une multitude innombrable d'artères fe répandent dans les membranes du
cylindre médullaire, & dans celles qui
tapiffent les cellules offeufes. Ces artères,
arrivées à ce dégré de fineffe auquel nous
voyons arriver ordinairement nos vaiffeaux, quand ils forment des réfeaux par
leur communication mutuelle, laiffent
tomber de leurs extrémités les plus dé-
liées la partie huileufe de nos fluides.
Cette fécrétion fe fait lentement & peu-
à-peu, parce que le mouvement des liquides dans les vaiffeaux de la moëlle eft

fort lent. Un telle lenteur est nécessaire pour que les parties huileuses de notre sang se séparent du commerce des autres liqueurs dont la masse du sang est un assemblage.

Mais, autant que la lenteur du mouvement & l'uniformité de la circulation favorisent l'écoulement du suc médullaire, autant les agitations du corps & de l'esprit diminuent la sécrétion de la moëlle; car ce n'est qu'avec bien de la peine que les parties grasses se séparent des humeurs : quand toutes les molécules du sang sont confondues par le torrent de la circulation, il faut que les surfaces des globules huileux, à la faveur du calme & du repos, s'attirent, pour ainsi dire, mutuellement, comme nous le voyons arriver aux globules huileux lorsqu'après les avoir agités avec des parties aqueuses, on les observe se réunir. Enfin, de même que nous voyons dans certaines maladies inflammatoires, presque toute la graisse fondue & dissipée dans l'espace de peu de jours par le feu de la fièvre, de même les sucs médullaires dans très-peu de temps se dissipent par la chaleur qui anime notre sang, quand nous faisons de violens exercices, & quand nous les continuons pendant assez de temps, pour que nos fluides tendent à l'alkalisation.

Quand nos liquides font devenus âcres
par la violence du mouvement, & de la
chaleur qui en eft inféparable, ils ont des
propriétés approchantes de celles des
fubftances alkalines, qui, comme l'on
fait, diffolvent les graiffes & leur donnent de la fluidité. De-là on peut conclure
que non-feulement, quand notre fang
eft arrivé à ce degré d'acrimonie, il ne
produit plus des fucs onctueux, tels que
la moëlle; mais même qu'il eft propre
à fondre & à diffiper la moëlle dépofée
dans les cavités des os. Dans un tel état,
chaque goutte de liquide qui découle des
extrémités des artérioles adipeufes, loin
d'être médullaire, eft un diffolvant qui
liquéfie la moëlle & la rend propre à
être reprife par les veines qui fe diftribuent, ainfi que les artères, dans les
membranes de la moëlle, & dans les
membranes dont font tapiffées les cavités
des cellules offeufes. La fécrétion de la
moëlle fe fait continuellement pendant
que la circulation fe fait d'une façon
uniforme & tranquille, & pendant que
nous renouvellons notre fang par de
nouveaux alimens. Or les alimens font
la fource éloignée de cette fécrétion,
ainfi que de toutes les autres.

A mefure que de nouveaux fucs médullaires fe préparent dans les détours

de nos vaiſſeaux, & ſe ſéparent dans les
membranes de la moëlle, il s'en diſſipe
une quantité à peu près égale : il ſe fait,
ainſi que je l'ai dit ci-deſſus, une tranſſudation continuelle de ce ſuc, & cette
tranſſudation eſt établie non - ſeulement
ſur un principe général de l'économie
animale, qui eſt que la perte que nous
faiſons des fluides qui ſe filtrent dans nos
organes eſt toujours, ou du moins doit
être égale à la quantité nouvelle qui ſe
reproduit, mais encore ſur la ſtructure
particulière des os ; car il ſera prouvé
ci-après, que la partie même la plus
ſolide & la plus compacte des os, eſt
compoſée de pluſieurs écailles ou lames
oſſeuſes, appliquées les unes ſur les autres
à peu près dans le même ordre que nous
voyons les tuiles arrangées ſur les toits
des édifices, ou les écailles des poiſſons.
L'on peut donc dire qu'il y a autant
d'iſſues aux ſucs médullaires dont les os
ſont imbibés, qu'il y a de différentes
écailles dans la compoſition de chaque os ;
& la raiſon & l'expérience nous auto-
riſent à penſer qu'il y en a une multitude
innombrable, même dans la partie la plus
compacte de chaque os, & à plus forte
raiſon à leurs extrémités ; leur ſubſtance
eſt rare, ſpongieuſe, & percée de pluſieurs trous & cavités ſenſibles, deſquelles

on voit clairement fuinter des gouttes de moëlle, & dans lefquelles on remarque ces cavités qui s'envoient les unes aux autres les fucs dont elles font remplies.

Il eft donc inutile, pour concevoir la fécrétion & la diffipation des fucs médullaires, d'avoir recours aux reffources de l'imagination, & d'inventer des pores d'une figure déterminée, dont les uns feroient dans une direction parallèle à la longueur de l'os, & dont les autres feroient dans une direction tranfverfale. L'infpection & l'examen des os encore tendres fuffit pour nous convaincre que la direction du plus grand nombre des iffues que la nature a pratiquées aux fucs médullaires eft oblique, & qu'il y en a beaucoup dont la direction eft en tous fens.

Il y a des Auteurs qui avouent que l'ufage des cellules & des cavités des os, ainfi que celui du fuc médullaire dont elles font remplies, eft de réunir dans chaque os la légéreté avec la dureté néceffaire pour fupporter le poids de notre corps, & foutenir les efforts des mufcles : il femble même que Malpighi (a) n'eft pas éloigné de ce fentiment. Mais il n'eft pas difficile de prononcer fur l'ufage de la

---

(a) *Loco citato.*

moëlle; car il eft certain qu'elle donne & entretient la foupleffe des fibres offeufes : foupleffe que les os n'ont pas plutôt perdue, qu'ils fe caffent au moindre effort & à la moindre chute. Il eft même trèsprobable que les parties terreftres qui font la bafe de nos os , & qui en font les élémens folides, font unies les unes aux autres par la moëlle : ce fue onctueux eft le ciment qui les lie ; car , fi l'on diffipe toute l'huile d'un os par la chaleur du feu , il devient fragile comme le verre ; & on lui rend fa première force , ou du moins une force approchante, en l'imbibant d'une huile nouvelle.

L'ufage de la moëlle étant connu , l'on connoît en même temps celui des cellules offeufes & de la grande cavité qui fe trouve au milieu des os longs. D'ailleurs il eft démontré en mécanique, qu'un cylindre creufé dans fa longueur réfifte plus aux efforts que l'on fait pour le caffer, qu'un cylindre folide : il faut cependant convenir avec Fabricius & avec Malpighi, que l'ufage que nous donnons aux cavités intérieures des os de contenir la moëlle, ne convient pas également à tous les animaux.

Dans toute cette claffe de poiffons que les Naturaliftes ont appellée cruftacée, telles que l'écreviffe de mer & des ri-

viéres , le homar , la crevette ; & dans
plusieurs animaux terrestres, tels que l'es-
cargot, le cerf-volant , les cavités des os
de ces animaux contiennent & donnent
attache aux fibres musculeuses. Dans les
os de ceux qui meurent de phthisie ou
d'hydropisie , les cavités des os sont presque sans moëlle. Au lieu de ce suc gras,
onctueux , l'on trouve beaucoup de sé-
rosité, ou une substance mucilagineuse très-
différente de la moëlle.

Pendant que les artères qui se distribuent dans les feuillets membraneux qui
forment en partie le cylindre médullaire,
fournissent continuellement la moëlle ,
ce suc est repris dans la proportion qu'il
est fourni , par de petites veines qui se
distribuent dans les membranes qui tapissent les cellules , & dans celles du cylindre médullaire. Ces veines , comme
autant de siphons , pompent dans les
cavités des os la partie superflue du suc
médullaire , & la rendent au sang qui est
sa première source. Mais il en est des veines de l'intérieur des os comme de celles
qui rampent dans toute cette couche graisseuse qui est répandue sous la peau & sur
toutes les surfaces de notre corps , elles
suivent des routes différentes de celles
que suivent les artères ; elles affectent
même , avant que de se distribuer dans

l'intérieur des os, de paffer par des trous
différens de ceux qui tranfmettent les artères. Les veines des os entrent dans leur
fubftance par des trous qui leur font propres ; elles n'en ont point de communs
avec les artères : fi cela arrive quelquefois, ce n'eft que dans les trous que l'on
remarque fur la partie moyenne des os
longs, & cela n'arrive pas toujours.

La moëlle a donc, pour fe dépenfer,
des iffues de différente efpèce ; car elle
eft reprife par de petités veines, telles
que celles dont je viens de parler. De
plus, elle eft employée à lubréfier la furface, & à humecter la fubftance des couches cartilagineufes dont font recouvertes
les extrémités des os. Enfin elle fe diffipe
en partie par les interftices des fibres &
des écailles offeufes. Arrivée à la furface
ou près de la furface extérieure des os,
elle eft reçue dans les cavités des veines
du périofte, & rendue au fang pour cir-
culer de nouveau avec lui jufqu'au cœur.

Les membranes du cylindre médullaire
qui remplit la grande cavité des os longs,
& celles qui tapiffent les cellules offenfes,
reçoivent quelques petits filets nerveux
qui pénètrent dans l'intérieur de leur
fubftance par plufieurs petits trous placés
aux extrémités de chaque os, ou répandus
çà & là fur la furface des os larges. Il
faut

faut cependant convenir que les filets nerveux qui pénètrent dans l'intérieur des os
longs, font très-petits, & en très-petit
nombre : & pour ce qui regarde les os
larges, ils y font encore moins nombreux
que dans les longs.

Ici les expériences viennent au fecours
des fens. L'Anatomie, qui ne reconnoît
de vérités que celles qui font appuyées
fur le témoignage des fens, fe trouve
éclairée par les expériences que l'on a
imaginées les plus propres à découvrir
une ftructure, que la dureté des os rend,
pour ainfi dire, inacceffible aux recherches des Anatomiftes : elle l'eft encore
par les obfervations des maladies des os.
Il en eft quelques-unes dans lefquelles la
cavité intérieure de l'os eft le fiège de la
douleur : telles font les caries intérieures
des os : tels font les abcès ou dépôts formés dans les cavités des os. L'on a foumis
aux expériences plufieurs animaux, pour
trouver le principe fecret des douleurs
que nous reffentons dans les maladies des
os ; on leur en a excité de cruelles en
fciant leurs os ; mais ils n'ont donné par
leurs cris, leurs convulfions & leurs hur-
lemens, des témoignages certains d'une
douleur très-vive, que quand la fcie, ou
tout autre inftrument dont on s'eft fervi

pour détruire la moëlle & les os, est arrivée aux membranes qui recouvrent la moëlle & tapissent les cellules osseuses.

De nouvelles recherches faites sur les os, ont enfin soumis aux sens quelques filets de nerfs qui pénètrent jusques dans l'intérieur des os, & des prolongemens du périoste, qui s'insinuent par les trous des os & servent de gaines aux vaisseaux de la moëlle : ces prolongemens très-petits & très-resserrés dans les ouvertures étroites qui les conduisent dans les cellules & dans les grandes cavités des os, s'épanouissent d'abord qu'ils y sont arrivés, & forment ces petits lambeaux membraneux qui se répandent sur la surface des cellules & sur celle du cylindre médullaire, ainsi que dans l'intérieur de ce cylindre ; car, je le répète, il n'y a point sur la surface intérieure de la grande cavité des os, ni sur celle des cellules, d'autres membranes que ces espèces d'épanouissemens membraneux qui se trouvent augmentés par celui des vaisseaux : or, de tels prolongemens membraneux ayant leur source primitive dans le périoste, dont la sensibilité est extrême, le principe de la sensibilité de la moëlle paroît assez clairement développé. La moëlle, ainsi que tout liquide, est insenfible : les prolongemens membraneux, c'eft-à-dire, les organes qui la filtrent, ont un fentiment très-vif, pour peu qu'ils foient irrités. En un mot, s'il eft prouvé en Anatomie, que le périofte foit fenfible, il n'eft pas moins clairement prouvé que les facs qui enveloppent la moëlle le font de même.

J'ai cru pendant bien du temps être le premier qui eût ofé s'élever contre l'exiftence du périofte interne. Tous les Anatomiftes modernes reconnoiffent & décrivent une membrane qui tapiffe la furface intérieure des os, & qui fait dans l'intérieur des os ce que le périofte externe fait fur leur furface extérieure : M. Nesbit (*a*) m'a prévenu ; mais je puis affurer avec fincérité, que quand je me fuis affuré que tout ce que l'on a avancé fur l'exiftence du périofte interne étoit contraire à l'Anatomie, j'ignorois entiérement que M. Nesbit eût apperçu cette vérité. M. Haller (*b*) avance que M. Ruyfch a précédé M. Nesbit dans la découverte de cette vérité ; mais je ne trouve pas que M. Ruyfch s'explique bien clairement à ce fujet. Je crois même que dans le temps que j'ai démontré que la furface inté-

____

(a) *Hum. Ofteol. liv. I. page 8.*
(b) *Comment. Vol. III. page 7.*

rieure de la grande cavité des os longs n'étoit tapissée d'aucune membrane, l'ouvrage de M. Nesbit n'avoit pas encore paru en France.

CHAPITRE XVI.

Du Périoste.

LA surface extérieure des os est recouverte d'une membrane tendue & blanchâtre, de différente épaisseur & consistance en différens endroits. Cette membrane, à raison de sa situation, a été nommée le périoste : tous les os en sont recouverts ; il n'en faut excepter que les endroits par lesquels les os s'articulent ensemble. Aux endroits des attaches des tendons & des ligamens, l'on diroit, au premier coup d'œil, que le périoste devroit manquer ; mais plus on examine les lieux des insertions des muscles & des ligamens, plus on est convaincu que les fibres du périoste s'y trouvent mêlées & confondues avec les fibres ligamenteuses, & avec les fibres tendineuses des muscles.

Le périoste, dans les embryons & les fœtus, se prolonge sensiblement sur les ligamens & sur les cartilages : il prend sur les cartilages le nom de périchondre ;

fur les ligamens celui de péridefme.
M. Nesbit (a) prétend qu'il fe continue
jufques fur les lames cartilagineufes qui
recouvrent les extrémités des os, & que
ces lames dans les embryons en font recouvertes.

Le périofte envoie une grande multitude de prolongemens dans les trous dont
les os font percés : toute-la furface de ces
trous ou canaux offeux en eft tapiffée.
Ces mêmes prolongemens pénètrent jufques dans l'intérieur des os ; là ils s'épanouiffent en plufieurs lambeaux & en
plufieurs franges membraneufes, qui
tranfportent & foutiennent les vaiffeaux
de l'intérieur des os, & fe répandent
dans les cellules & jufques dans l'intérieur
du cylindre médullaire. Dans tous ces
détours intérieurs des os, les prolongemens du périofte font moins flexibles.
Trempés dans de l'eau claire, ils repré-
fentent, quand on les remue, une fubftance cotonneufe ou un duvet très-fin.
Cette fubftance cotonneufe paroît très-
clairement dans le cylindre médullaire.
Les prolongemens du périofte ont beaucoup plus de confiftance dans les cellules
offeufes. Quoique l'on apperçoive très-
fenfiblement le périofte fe continuer fur

____

(a) *Ibid.*

certaines parties, il ne faut pas en conclure qu'il les recouvre dans toute leur
étendue, sur-tout dans l'âge parfait; car
il y a bien des endroits sur la surface des
ligamens, où l'on tenteroit en vain de le
découvrir & de le démontrer : c'est pourquoi je pense que Clopton Havers s'est
trompé, quand il a avancé que le périoste
se prolonge depuis la dure-mère, qui,
suivant cet Auteur, est comme la mère
du périoste, jusques aux extrémités du
pied sans interruption. Le périoste, à en
croire cet Auteur, étant arrivé à l'extrémité de chaque os, passeroit sur les capsules articulaires & sur les ligamens, pour
se continuer sur l'os suivant, & ainsi de
suite, depuis la tête jusques aux pieds. Il
est aisé d'imaginer une telle structure; il
est impossible de la démontrer dans l'âge
parfait. Il se distribue dans le périoste une
grande multitude de filets nerveux; ils
font le principe du sentiment exquis de
cette membrane.

Il reçoit une multitude étonnante d'artères & de veines qui se distribuent dans
toute son étendue, & qui forment, par
une multitude innombrable d'anastomoses, un réseau, dont les branches sont si
multipliées, que les mailles en sont extrêmement petites. De ce réseau vasculaire
partent plusieurs ramifications de différente

groffeur. Les plus grandes s'infinuent dans les trous fenfibles dont les os font percés dans leur milieu & à leurs extrémités. Les plus petites pénètrent par les ouvertures infenfibles de la fubftance compacte, & lui portent le fuc offeux dont elle a befoin pour fon accroiffement & pour fa fubfiftance.

Les artères qui pénètrent dans l'intérieur des os par les trous de leurs extrémités, ne font point accompagnées de veines ; chaque artère, chaque veine entre par un trou diftingué. Les vaiffeaux qui pénètrent par ces trous, arrivent fubitement dans l'intérieur des cellules ; car les cellules aux extrémités des os longs font très-voifines de la furface extérieure de chaque os. Ces vaiffeaux fourniffent un fuc médullaire, plus rougeâtre que celui du cylindre médullaire ; il eft quelquefois entremêlé d'une liqueur fanguinolente.

Les vaiffeaux qui paffent par le trou qui eft placé vers le milieu de chaque os, font un long trajet oblique dans l'épaiffeur de l'os, avant que d'arriver dans la cavité intérieure. Ce font ces vaiffeaux qui fourniffent au cylindre médullaire. J'aurai occafion dans la fuite de parler de leur diftribution.

G iv

M. Ruyfch (*a*) a donné plufieurs figures qui font naître une jufte idée de la multitude , de la pofition & de la direction des vaiffeaux du périofte. M. Albinus a donné une figure fur les vaiffeaux du périofte de l'os frontal du fœtus, dans laquelle on peut voir jufqu'à quel point un graveur habile peut exprimer la fineffe du réfeau. M. Ruyfch décrit l'origine & la diftribution des vaiffeaux du périofte dans fon Epitre cinquième , mais d'une façon comique (*b*). Il y a des Ecrivains qui en difent toujours trop peu , quand ils traitent une matière; d'autres , au contraire , en difent toujours trop.

Quoique les vaiffeaux du périofte foient très-nombreux dans toute l'étendue de cette membrane , ils le font encore plus dans tous les endroits où le périofte a le plus d'épaiffeur ; leur diamètre eft de beaucoup plus grand aux extrémités des os que fur leur milieu; de forte que la plupart des troncs des vaiffeaux du périofte font placés aux extrémités des os longs de chacune des deux extrémités ; ils s'avancent vers le milieu: les vaiffeaux

---

(a) *Ep. II. p. 17. 18. Idem. Ep. V. p. 8. Idem. adverf. dec. III. Tab. II. fig. 8.*

(b) *Oftéogen. clxij.*

de l'extrémité supérieure descendent vers ceux de l'extrémité inférieure, & ceux-ci montent pour aller au-devant de ceux-là, en devenant plus petits, à mesure qu'ils approchent du milieu de l'os.

Les troncs des vaisseaux du périoste sur les extrémités des os communiquent ensemble par des branches collatérales, & leurs tiges font des épanouissemens vasculaires sur le milieu de chaque os, de sorte que les tiges des troncs supérieurs communiquent sur le milieu de l'os avec les tiges des troncs inférieurs.

Quoique les troncs des vaisseaux du périoste soient principalement placés sur les extrémités des os & dans le voisinage des extrémités, il ne faut pas croire que la partie du périoste qui recouvre le milieu de l'os, ne reçoive des vaisseaux que de ces mêmes troncs; elle en reçoit plusieurs de distance en distance des artères musculaires les plus voisines.

De cette distribution des vaisseaux du périoste, l'on peut conclure qu'il ne passe aucuns fluides dans la substance des os, qui n'aient traversé auparavant toute la substance du périoste, & qu'il ne revient rien de l'intérieur des os, qui ne repasse à travers cette membrane.

L'on remarque dans le tissu du périoste, aux endroits où les tendons des muscles

G v

s'insèrent aux os, plusieurs fibres tendineuses qu'il reçoit des tendons mêmes
dont il est en partie traversé. En effet,
plusieurs fibres tendineuses, au lieu de
s'implanter dans l'os même, rampent sur
le périoste, & le fortifient d'un surcroît
de fibres très - considérable : c'est sans
doute ce qui avoit engagé Clopton Havers
à regarder comme des fibres tendineuses
tous les prolongemens que le périoste
envoie dans la substance des os. M.
Monro (*a*) s'est élevé contre cette idée,
& a prétendu, au contraire, que tous
ces prolongemens sont vasculaires. Ces
deux Auteurs ont dit vrai l'un & l'autre,
& se sont trompés l'un & l'autre.

Le périoste est attaché à toute la surface extérieure des os par une infinité
de fibres qui s'implantent dans leur substance, & par une grande multitude de
vaisseaux qui s'y distribuent. La grande
difficulté que l'on éprouve à le séparer
des os, prouve assez clairement cette
vérité.

Le périoste est donc une membrane
en partie vasculaire, en partie tendineuse,
en partie ligamenteuse, blanchâtre, dure,
élastique, extrêmement sensible, répandue sur toute la surface des os, formée de

______

(a) *Of the bones, pag.* 4.

différentes couches de fibres : le nombre
de ces couches varie dans différens endroits de fon étendue.

Le plus grand nombre des fibres du
périofte eft parallèle à la longueur de
l'os ; c'eft un affemblage de plufieurs
fibres longitudinales couchées les unes
auprès des autres. Ces fibres longitudinales
font croifées par plufieurs autres fibres,
dont les unes font obliques & les autres
tranfverfales.

Les endroits où il eft aifé de démontrer
que le périofte eft compofé de différentes
couches de fibres placées les unes fur les
autres, font 1°. ceux qui répondent aux
épiphyfes, & fur les épiphyfes elles-
mêmes ; 2°. les endroits fur lefquels les
tendons frottent dans leurs mouvemens ;
3°. ceux où il s'attache à l'os un ou plufieurs tendons.

De toutes ces différentes couches s'é-
chappe une multitude innombrable de
fibres, de veines & de petites artères,
dont les unes fe plongent dans la fubftance
de l'os même, les autres pénètrent dans
fes cavités intérieures par les trous &
canaux obliques qui y conduifent ; d'autres
enfin, s'infinuent dans des pores prefque
imperceptibles, & femblent finir à l'entrée même de ces pores, ou du moins
elles s'y dérobent à nos fens.

G vj

Il paroît assez clairement par ce que je viens d'avancer sur la structure du périoste, qu'elle est très-difficile à développer : ce qu'il y a de certain, c'est que le tissu de cette membrane est beaucoup plus composé & plus difficile à être bien saisi dans les endroits où il s'attache plusieurs tendons & plusieurs ligamens, que nulle part ailleurs.

Le périoste ne fait point à l'égard des os la fonction d'une simple enveloppe ; ce seroit renfermer dans des bornes trop étroites l'empire presque universel de cette membrane dans la production des os : car il sera prouvé dans la suite, que la substance même du périoste se transforme dans une substance osseuse ; de sorte que les couches les plus internes du périoste, c'est-à-dire, celles qui touchent immédiatement la surface des os, deviennent elles-mêmes successivement les unes après les autres, des couches osseuses qui forment, augmentent & allongent les os dans toutes leurs dimensions.

Mais avant de développer cette doctrine, que MM. Malpighi & Grew ont proposée, il convient d'examiner sous quelle forme les os se présentent dans leur formation aux recherches des Anatomistes.

Je ne croirois pas que ce fût une propofition hafardée, fi j'avançois que les plus anciens Anatomiftes ont regardé les membranes comme les prem ers élémens des os: prefque tous conviennent que dans les embryons les os de la tête paroiffent membraneux ; mais, fans aller fouiller dans des temps fi reculés, contentons-nous d'examiner la doctrine de quelques-uns de ces Anatomiftes qui ont paru depuis Berengarius, c'eft-à-dire, depuis le renouvellement de l'Anatomie. Je n'en citerai fur le grand nombre que quatre à cinq, afin de ne pas furcharger cet ouvrage de citations fuperflues.

Spigel n'étoit point du fentiment de plufieurs Anatomiftes de fon temps, qui penfoient tous que les os cachés pendant un certain temps fous une forme membraneufe changeoient rapidement leur nature & confiftance membraneufe, pour prendre une confiftance & une nature offeufe. Tel eft le paffage de Spigel (*a*) ; il eft un peu long. *Quærat autem quifpiam ultimo loco quomodo offa feu eorum extremitates quæ defiderantur in infantibus, paulatim perficiantur & fuccrefcant. Nonnulli exiftimaverunt eam quæ offa offibus nectit membranam in os verti, & antequam in os vertatur in*

---

nonnullis partibus verti in cartilaginem, quod falsum est. Si enim ex membranâ duriore factâ os fieret, procul dubio non pars aliqua membranæ, sed tota simul mutaretur in duriorem substantiam, nempe cartilaginem priùs, cujus natura media est inter os & duram membranam, quod non ita apparet. Nam omnium ossium eadem generatio non est; etenim processus inferni femoris tybiæ & fibulæ, & cubiti duo qui trochleâ obvolvuntur, priùs toti gignantur cartilaginei antequam ossei evadant.

Alia verò ossa perfectionem suarum extremitatum acquirunt per appositionem, ut superiùs, in capite ubi fit concursus suturæ coronalis & sagittalis membranosus. Non enim membrana illico in os tota mutatur, uti hactenus existimaverunt Anatomici; sed paulatim materia alimentalis quæ in os vertitur, apponitur ossium occipitis & frontis extremitatibus tandiu, donec omnes fines per suturæ medium coeant, eo pene modo quo glacies concrescit in aquæ superficie. Fiunt nempe priùs tenuia veluti stamina, seu filamenta circa oras fluvii, vel vasis aquam continentis; deinde hos alia glacies accrescit, & sic tandem aqua tota superficies congelascit.

In calcis osse, quamvis in superficie cartilagineum appareat antequam ex membranâ os fiat, in medio quid osseum

*Jacet fundamentum, ex quo per oppoſi-
tionem, calcis os paulatim grandeſcens,
conformatur.*

Sans vouloir approfondir ici les raiſons
pourquoi Spigel s'écarte du ſentiment ordinaire des Anatomiſtes de ſon temps,
qui penſoient tous que les os paſſoient immédiatement de l'état de membrane à
l'état oſſeux, il eſt aiſé de voir que cet
Anatomiſte avoit obſervé premièrement,
que les os de la tête étoient membraneux
avant que de prendre une nature & une
conſiſtance oſſeuſe ; en ſecond lieu, que
les extrémités des os longs étoient, dès
les commencemens de la formation des
os, cartilagineuſes & non pas membraneuſes ; ce qui eſt très-conforme à mes
obſervations. Il eſt vrai que la raiſon qu'il
en donne n'en eſt point une, tant elle
paroît mauvaiſe ; mais l'obſervation n'en
eſt pas moins véritable. Le fait eſt certain :
dès le moment qu'il nous eſt permis de
remarquer quelque choſe d'oſſeux ou dans
le fémur ou dans le tybia ; nous appercevons dans le péroné, l'humérus, le radius
& le cubitus des cartilages à leurs extrémités ; mais nous n'y voyons rien de
membraneux.

Troiſièmement, il eſt encore aiſé de
voir dans ce paſſage, que cet Anatomiſte
avoit exactement obſervé l'oſtéogénie des

petits os du pied ; qu'il avoit vu un germe
osseux renfermé dans la substance cartilagineuse , & mes observations s'accordent
avec les siennes sur cet article ; car dans
tous les os du tarse , l'on voit la substance
cartilagineuse placée ordinairement sur
toute la circonférence ; & dans le centre
de cette substance , l'on apperçoit un germe osseux : il est vrai que ce germe , dans
certains os , ne regarde pas toujours exactement le centre ; il est placé tantôt plus
vers un côté de l'os que vers l'autre , &
tantôt plus près d'une extrémité que de
l'autre. D'ailleurs , il est très-certain que
tous ces os restent long-temps purement
cartilagineux , sans qu'on y apperçoive
rien d'osseux.

Quatrièmement, l'on doit conclure de
ce passage , qu'il étoit reçu en Anatomie ,
dès le temps de Spigel, que les os de la
tête passoient de l'état de membrane à
l'état osseux. La comparaison que Spigel
fait de l'ossification de ces os avec la formation de la glace , est digne d'être remar-
quée ; elle est dans la plus exacte vérité.
L'on y apperçoit les mêmes linéamens ,
les mêmes rayons , comme dans les ai-
guilles de la glace naissante , qui tantôt
s'écartent les unes des autres , tantôt se
croisent , & forment par leurs croise-
mens les réseaux de Malpighi.

Kerkringius (*a*) frappé d'étonnement à l'aspect de la tête d'un embryon qu'il avoit gonflée d'air, & qu'il voyoit n'être qu'une simple membrane, s'écrie, comme dans une espèce de ravissement : Contemplez cette tête qui devoit être un jour le domicile du cerveau & le siége de la sagesse humaine, ce n'est qu'une membrane remplie & gonflée de l'air qu'on y a poussé. *Contemplate caput illud futurum cerebri totiusque sapientiæ humanæ domicilium, nihil est nisi membrana quædam vento seu spiritibus inflata.*

Cet Anatomiste, dans le cours de ce même Ouvrage, avance que presque tout ce qu'il appelle cartilage ou cartilagineux, n'a été dans sa première origine qu'une pure & simple membrane.

M. Salkman (*a*) développe très-clairement le passage immédiat des os du crâne de l'état membraneux à l'état osseux.

Les parties, dit cet Auteur, qui sont les plus propres à se transformer en os, sont ou des membranes, ou des cartilages, ou des tendons. Les os des extrémités sont d'abord cartilagineux. Il est prouvé par

---

(*a*) *Anthropogeniæ Iconographia*, cap. *IV.*

(*a*) *Professeur d'Anatomie & de Chirurgie en l'Université de Strasbourg, dans une Dissertation sur l'Ossification, imprimée en 1720.*

l'obſervation, que les os du crâne doivent leur naiſſance aux membranes : *Partes quæ aptæ natæ ſunt transformari in os , ſunt vel membranaceæ , vel cartilagineæ , vel etiam tendineæ ; è cartilagine natales ſuos habent plæraque oſſa , præ aliis illa extremitatum ; à membraná cranii potiſſimum oſſa generari autopſia docet. His enim in fœtu utero materno adhuc incluſo immediatè invicem non ſe tangentibus , interſtitium inter ea relictum membraná clauditur ; e quibus membranis illa maximè conſiderationem meretur quæ os frontis & oſſa bregmatis in ſummo capitis vertice interjacet , atque Anatomicis fontanella vocatur.*

Quoiqu'il paroiſſe aſſez clairement par cette citation, que M. Salkman dans l'oſſification des os de la tête n'admet point d'état moyen, c'eſt-à-dire, cet état de cartilage dans lequel pluſieurs penſent que les os doivent paſſer, avant que d'acquérir une conſiſtance oſſeuſe entre l'état de membrane & entre l'état oſſeux, il s'explique encore plus clairement à ce ſujet dans les propoſitions ſuivantes.

Dum hæc aſſerimus, dit cet Auteur, *non id agimus ut ſtatuamus omnes omnino cartilagines , vel membranas in os obrigeſcere : quippe quos non latet dari cartilagines & membranas quæ nunquam oſſeæ evadunt , conſueto naturæ more , ut etiam ſunt oſſa quæ nunquam cartilagines fuerunt, exempli gratiâ, illa (ossa) cranii.*

Il paroît assez clairement par tous ces passages, que Spigel & tous les Anatomistes de son temps, ensuite Kerkringius, & de nos jours M. Salkman, pensent unanimement que les os du crâne passent immédiatement de l'état membraneux à l'état osseux.

Cependant quelque déférence que j'aie pour la décision de ces Anatomistes, je ne puis m'empêcher d'avancer ici que j'ai plusieurs fois apperçu une substance dans l'épaisseur des membranes qui s'ossifient dans le crâne ; une substance, dis-je, qui, par toutes ses propriétés, représentoit la substance cartilagineuse ; car premièrement, il est prouvé par l'inspection, en examinant toute cette substance qui est entre l'apophyse basilaire de l'os occipital & entre l'os sphénoïde, qu'elle est tout-à-fait cartilagineuse : j'ai trouvé qu'il en étoit de même à l'égard de plusieurs unions des os du crâne. La substance, au premier coup d'œil, paroît toute membraneuse : examinée avec attention après la macération, ou après une légère ébullition, elle paroît cartilagineuse : observée ensuite sur le frais, on est autant porté à la placer au rang des cartilages, qu'à celui des membranes. Mais, comme je l'ai déja dit, cela ne se doit entendre que de certains endroits : tels seroient ceux qui séparent dans l'embryon & dans le fœtus la partie postérieure des os temporaux de l'os occipital. Cependant, malgré ces observations, je conviens que la règle établie par les Anatomistes que je viens de citer, est vraie, en ce qu'elle sert à prouver qu'il est en effet des os qui de l'état membraneux passent immédiatement à l'état osseux, sans devenir cartilages dans le temps de ce passage, & que les os de la tête suivent cette règle dans leur ossification.

Les opinions qui ont partagé & qui partagent encore de nos jours les Anatomistes sur la formation des os, se réduisent à trois principales. Les uns prétendent que tous les os, dans les premiers temps de leur développement, ont été membraneux. D'autres avancent que tous les os ont été, dans leur formation, simplement cartilagineux. D'autres enfin disent que les os sont tous à la vérité membraneux dans leur naissance, mais qu'avant de prendre la consistance osseuse, ils prennent & conservent pendant quelque temps la nature & la consistance cartilagineuses ; de sorte que, suivant ces derniers, l'état de cartilage est un état moyen & nécessaire entre l'état de l'os considéré sous la

forme d'une membrane, & entre l'état de
ce même os confidéré dans fon état offeux.
Quel parti prendre dans cette diverfité
d'opinions pour éviter l'erreur ?

Premièrement, eft-il bien vrai que tous
les os dans leur naiffance aient été membraneux ? Je puis répondre avec certitude
que cette propofition, prife univerfellement, eft fauffe. Pour s'en convaincre,
que l'on examine avec attention les os
des embryons de deux, de trois ou quatre
mois, on verra très-diftinétement les
extrémités des os longs prendre une
confiftance cartilagineufe, fans qu'il foit
permis, pour peu que l'on ne veuille
fuivre que les fens pour guides, d'y rien
foupçonner de membraneux. La fubftance
cartilagineufe eft quelquefois fi molle à
cet âge, qu'elle fe réduit, quand on la
preffe fous les doigts, en une efpèce de
pulpe gélatineufe, dans laquelle l'œil ne
découvre pas le moindre filament membraneux. Mais, dira-t-on, l'état membraneux étoit antérieur. Je réponds que
cela eft impoffible ; car l'on voit le cartilage prendre fa première naiffance, &
on ne la lui voit point prendre d'une
fubftance membraneufe, mais de différentes portions de lymphe ou de gelée
qui s'épaiffit. La feule conféquence que
l'on puiffe déduire de ces faits, que j'ai

vérifiés bien des fois sur les os longs &
sur les os des pieds & des mains, est que
ces os passent immédiatement de l'état de
fluidité ou de lymphe à celui de cartilage,
& de l'état cartilagineux à l'état osseux.

Secondement, j'ai dit ci-dessus que
plusieurs Anatomistes sont d'opinion que
tous les os dans leur formation sont simplement cartilagineux ; que tous passent
de cet état dans lequel ils ne diffèrent
point des fluides lymphatiques, à l'état
de cartilages ; & qu'après avoir tous été
pendant quelque temps cartilagineux,
ils deviennent enfin de véritables os.

Ce sentiment n'est pas plus vrai que
le premier ; car il est très-certain que l'on
remarque que dans les embryons de deux
à trois mois, le crâne n'est qu'une seule
membrane, & que l'on voit, à mesure
que l'embryon prend de nouveaux accroissemens, les différens points d'ossification naître dans l'épaisseur de cette
même membrane. L'on apperçoit même
très - distinctement les filets membraneux quitter leur consistance membraneuse, & acquérir par degrés la fermeté
& la consistance osseuse, sans perdre
la direction qu'ils avoient dans le
temps qu'ils formoient le tissu de la
membrane. Ce changement se découvre
si clairement, qu'il paroîtra étonnant que

M. Albinus (*a*) prenne un parti tout-à-
fait opposé à celui qu'inspirent de telles
observations ; car M. Albinus, qui non-
seulement a examiné tous les os du fœtus
dans le temps de leur formation, mais
qui les a tous représentés avec leurs
épiphyses dans un grand nombre de
belles Planches, prétend que tous les os
font d'abord cartilagineux ; qu'ils ne font,
dans quelqu'état qu'on les examine dans
le temps de leur formation, jamais membraneux, & que s'ils paroissent tels, ce
n'est qu'une illusion & nullement une
réalité. *Mirabile est quomodo alia ossium
a principio natura fit. Omnium cartilaginea primùm, post ossea, nunquam autem
membranacea, quanquam talis esse appareat amplorum simul & tenuium, quo tem-
pore cartilaginea sunt, ut quæ calvariæ
superiorem partem efficiunt. Horum enim
species membranacea est, natura cartilaginea. Reliquorum ne species quidem membranacea.*

Je dis qu'il paroîtra peut-être étonnant
que M. Albinus se déclare en faveur d'un
tel sentiment, parce qu'il ne s'accorde pas
tout-à-fait avec une observation exacte
du développement de plusieurs des os du
crâne : en second lieu, parce qu'il est tout-

(a) *Descript. oss. fœtûs*, p. 150.

à-fait opposé aux observations & aux recherches de MM. Grew (*a*), Malpighi (*b*) & Duhamel (*c*). Ces trois Physiciens ont solidement établi que les couches les plus internes du périoste, couches purement membraneuses, se changent en couches osseuses; de même que dans les arbres, les couches les plus intérieures de l'aubier se changent en des couches ligneuses; & que, de même que les arbres doivent leur augmentation à un tel changement, de même aussi nos os doivent leur accroissement à la métamorphose singulière des lames ou couches intérieures du périoste qui, après avoir été pendant un certain temps membraneuses, deviennent successivement osseuses : or, s'il est suffisamment prouvé par les recherches & les expériences des trois Physiciens que je viens de citer, que les os longs des animaux, depuis leur naissance jusques au terme de leur accroissement, doivent leur augmentation aux fibres & aux couches membraneuses du périoste, à plus forte raison les os de la tête doivent au moins une partie de leur accroissement à une

____

(a) *M. Grew, Secrétaire de la Société Royale de Londres.*
(b) *Malpighi, Anatomes plantarum idæa p. 4.*
(c) *Duhamel, Mém. de l'Acad. 1743, 1744.*

substance

subſtance membraneuſe. Ces os, de l'aveu
de M. Albinus, ont l'air d'avoir été membraneux. Les autres os n'ont rien de membraneux, ils n'ont pas même l'apparence
de l'avoir jamais été.

L'opinion de ceux qui prétendent que
tous les os dans leur commencement ſont
à la vérité membraneux, mais qu'ils deviennent tous cartilagineux avant que de
prendre la nature & la conſiſtance oſſeuſe,
n'eſt pas plus fondée ; car premièrement,
j'ai ſuffiſamment prouvé ci-deſſus, que
toutes les extrémités des os longs ſont,
d'abord qu'il nous eſt permis de les appercevoir, cartilagineuſes, & que dans cet
état l'on n'y obſerve rien de membraneux;
c'eſt une gelée lymphatique épaiſſie par
la chaleur : en ſecond lieu, il réſulte des
obſervations que j'ai faites ſur le développement des os du crâne, que pluſieurs de
ces os, de membraneux qu'ils ſont dans
leur naiſſance, deviennent oſſeux ſans
paſſer par un état moyen, c'eſt-à-dire,
ſans devenir cartilagineux, avant que de
prendre la nature & la conſiſtance d'os :
par conſéquent cette troiſième opinion eſt
fauſſe dans ſes deux parties.

Quelle eſt donc la véritable règle que
ſuit la nature ? Elle eſt difficile à bien connoître : elle a couvert d'un voile épais ſes
démarches dans l'ouvrage de notre for-

*Partie I.*H

mation ; sur la multitude de ceux qui les ont observées, elle ne s'est fait connoître qu'à un petit nombre. L'observation du développement des os dans l'embryon doit seule nous guider ; or, premièrement il est prouvé par l'observation, que plusieurs os sont membraneux avant que de devenir osseux. Il est encore prouvé par les recherches de MM. Malpighi, Grew & Duhamel, que tous les os doivent leurs accroissemens à des couches membraneuses qui se changent successivement en couches osseuses : par conséquent il est des os qui doivent leur premier développement à des membranes : par conséquent tous les os doivent leurs accroissemens à des membranes. La première conséquence est fondée sur l'observation du premier état sensible de la plupart des os du crâne. La seconde est fondée sur les recherches des trois Physiciens que je viens de citer. Ces recherches, il est vrai, sont fondées elles-mêmes sur l'analogie ; mais dans tous les temps, les Anatomistes les plus éclairés s'en sont servis utilement : l'Anatomie de l'homme & la Physiologie lui doivent bien des découvertes intéressantes.

En second lieu, il est prouvé par l'observation, que plusieurs os du crâne sous des dehors membraneux, cachent une substance cartilagineuse. J'ai remarqué quelque chofe de cartilagineux dans les os temporaux, dans l'occipital, dans l'os fphénoïde, dans la lame perpendiculaire de l'os ethmoïde, dans les tubérofités des os maxillaires ; j'ai remarqué de même, que toutes les extrémités des os longs étoient, dès leur naiffance, de vrais cartilages : par conféquent, puifque tous les os doivent une partie de leur formation & de leur naiffance à la fubftance cartilagineufe, s'il reftoit quelque doute fur cette vérité, que l'on confidère attentivement les épiphyfes dans l'enfance, tout le monde convient qu'elles font cartilagineufes : or il eft démontré que les épiphyfes augmentent les os de toute la grandeur qu'elles ont elles-mêmes, puifqu'elles fe foudent avec eux. D'ailleurs, ainfi que je l'ai dit ci-deffus, plufieurs os, tels que ceux du tarfe & du carpe, ne font dans les premiers temps que des globules ou de petits flocons d'une gelée lymphatique, & paffent de cet état à celui de cartilage : après être reftés bien du temps cartilagineux, ils deviennent enfuite offeux.

Troifièmement, il eft prouvé par l'obfervation, que ceux des os du crâne qui, dans la fuite de leur développement, préfentent à nos yeux quelque chofe de cartilagineux, examinés dans des temps an-

térieurs, c'eſt-à-dire, dans un âge
encore plus tendre, ſont ſimplement
membraneux : par conſéquent il y a des
os qui d'abord n'ont été que de ſimples
membranes, & qui enſuite ont été cartilagineux avant que d'acquérir une nature
& une conſiſtance oſſeuſe.

Mais cette règle, que ſuit la nature dans
la formation des os, n'a lieu que dans
un petit nombre d'os ; & par conſéquent
l'on voit clairement, que l'opinion de
ceux qui l'ont propoſée, comme une
règle univerſelle que ſuivoit la nature,
eſt peu meſurée. Ces Auteurs, d'une règle
qui ſe borne à quelques os, ont voulu
faire une loi univerſelle.

L'on voit facilement que dans les trois
opinions que je viens d'examiner, il y a
quelque choſe ou de trop étendu, ou de
défectueux ; mais de ces trois ſentimens,
celui dans lequel on ne donne rien aux
membranes dans l'oſſification de nos parties ſolides, me paroît le moins fondé ;
car il eſt contraire à ce que nous fait connoître l'examen de l'oſſification de pluſieurs os du crâne & de la face, & à
toutes les preuves tirées de l'analogie.

MM. Malpighi, Grew & Duhamel
ont découvert que le périoſte étoit à nos
os, ce que l'aubier étoit aux arbres. Ces
trois Phyſiciens ont prouvé que, de même

que les arbres reçoivent chaque année leur accroissement de leur écorce & de l'aubier, de même aussi les os du corps humain doivent leur augmentation successive au périoste. Il seroit trop long de rapporter ici toutes les expériences que M. Duhamel a faites pour mettre cette vérité dans tout son jour. Je me contenterai de rapporter quelques passages de Malpighi, qui tous servent à prouver cette analogie.

Tenella (a) est ligni substantia ex corticis addensatis fibris, & unitis, ut, opinor, ita ut retis areæ exiguæ fiant; in hac spirales fistulæ sensim aperiuntur & solidiori compactiorique redditâ compage, post determinatum tempus fit verè lignum. Sæpiùs dubitavi, in cortice fibrosa involucra, quibus ligni cylindrus quolibet anno augetur per compendium præexistere, velut accidit pluribus papilionum partibus, quæ in Eruca & Aurelia latitant. Alburnæ tandem soliditatem ex affuso succo per peculiarem ductum delato, probabiliter advenire censeo. Hujus analogiam admirare licet in animalium ossibus, quæ laminis ligni instar reticularibus excitantur, & tandem affuso succo indurantur; quod mirè in dentibus etiam patebit. Hi enim duplici compaginantur

______

(a) *Anatomes plantarum idæa*, p. 4.

laminâ, quarum exterior reticularis &
fibrosa extat, cùm cutis sit exporrecta
portio, vel saltem ipsius filamentorum;
stamina verò à radice versùs dentium basim
producta variè inclinantur, & crispa fiunt,
ut elegans appareat contextura, quæ tan-
dem osseo affuso succo, adveniente duritate
occultatur.

M. Malpighi, dans un petit ouvrage (*a*),
continue d'établir la même analogie, &
prouve que dans les os de la tête des
animaux à cornes, il y a une substance
cartilagineuse, & que cette substance cartilagineuse est en quelque sorte le germe
de leurs cornes.

Cranii os in situ cornuum ferè cartila-
gineum est, & postremo osseam naturam
acquirit. Ce seul passage suffiroit pour
renverser l'opinion de ceux qui n'admettent rien de cartilagineux dans la formation des os du fœtus. M. Malpighi
continue ensuite: *Postremis quoque men-*
sibus in fœtu adhuc concluso, osseæ la-
mellæ (quibus cranium compaginatur)
obliquari incipiunt & fractâ directione extra
eminent, excitatis intrò subrotundis spa-
tiolis, unde supra cranium osseus tumor
primò emergit, lenticulare corpus præ se
ferens. Hoc extenso corio cooperitur quod

(*a*) *Dissert. Epist. varii argumenti*, p. 214.

præ reliquis craſſum eſt, & turgentes ex-
hibit glandulas. Inter oſſeum corpus &
corium periosteum seu oſseæ substantiæ in-
choamenta locantur, quæ paulatim mani-
festantur. Extra uterum sensim oſseus tumor
lenticularis parum aſſurgit, turgentibus
oſſeis lamellis, supra os craſſum luxuriat
periosteon seu futuri oſſis inchoamentum.

Il paroît très-clairement par cette citation, que M. Malpighi prononce que les lames oſſeuſes, qui, en ſe joignant aux premières développées augmentent les os, ſont dues au périoſte, ou pour me rapprocher plus de ſes expreſſions, ne ſont que le périoſte endurci. Ce même Obſervateur, dans ſes Œuvres poſthumes (a), s'exprime en ces termes : *Monuimus superiùs in oſſium præcipuè capitibus foramina occurrere quibus tendi- noſa filamenta & carneæ fibrarum extre- mitates admittuntur, unde probabile eſt, inſignem portionem filamentorum, quibus coagmentantur oſſa, ortum trahere, vel saltem continuari cum expoſitis tendinibus. His accedat, periosteum altè eadem pene- trare & in primævâ generatione, ut in fœti- bus patet, femur & crus continuantur craſſâ quâdam tunicâ, quæ in oſſium com-*

____

(a) *Page 66.*

positione absumitur, in articulis verò in
ligamenta & periosteum facessit.

L'on peut conclure des trois passages
que je viens de rapporter, 1°. que les os
doivent en partie leur naissance & leur
accroissement au périoste ; 2°. que de
même que l'aubier dans les arbres, se
change en une substance ligneuse, de
même dans les animaux, le périoste se
change en une substance osseuse ; 3°. que
de même que la partie ligneuse des arbres
doit son accroissement aux couches des
fibres ligneuses qui sont arrangées les unes
sur les autres dans l'aubier, de même
dans les corps animés, les os doivent
leurs accroissemens aux fibres du périoste
qui sont placées dans cette membrane par
couches les unes sur les autres ; 4°. que
de même que les fibres de l'aubier conduisent des sucs qui se changent eux-
mêmes, ainsi que ces fibres, en une
substance osseuse, de même aussi les fibres
& les vaisseaux du périoste conduisent
des fluides qui contribuent à l'agrandisse-
ment des os.

Si l'on demande pourquoi la direction
des fibres osseuses est différente au milieu
ou sur la partie moyenne des os longs ; de
celle qu'elles ont aux extrémités ; pourquoi elles sont longitudinales sur le milieu
de l'os, pendant qu'elles sont placées en

tous sens aux extrémités ; c'est que les
directions des fibres du périoste aux extrémités des os sont obliques & se croisent
presque en tous sens , au lieu que les
fibres du périoste sur le milieu des os sont
dans un ordre plus régulier : si elles n'y
sont pas toutes exactement parallèles à
la longueur des os , l'on peut avancer
qu'elles s'éloignent moins de cette direction, qu'aux extrémités ; ce sont donc
les couches du périoste , les différentes
fibres & les différens vaisseaux dont elles
sont composées , qui , plus rapprochées
dans certains endroits que dans d'autres ,
& plus serrées les unes auprès des autres ,
produisent cette différence sensible que
nous appercevons entre la partie moyenne
des os longs & entre leurs extrémités.
Là , tout est d'une solidité & d'une dureté qui approche de celle de l'ivoire ;
ici , c'est-à-dire , aux extrémités , c'est
une substance rare , presque spongieuse ,
qui n'est recouverte que d'une couche
très-mince de substance compacte.

Quelque lueur de ces vérités s'étoit
peut - être fait appercevoir à Clopton
Havers. Cet Anatomiste dit que le périoste s'identifie en quelque sorte avec les
os : *periostum ossibus firmissimè accrescit.*
Quoi qu'il en soit, il est certain que l'on
ne peut séparer le périoste de la substance

H v

des os , fans être furpris de l'adhérence
intime de cette membrane avec la fubftance de chaque os aux extrémités des os
& fur les épiphyfes. L'on détruit quelquefois plus aifément la fubftance offeufe ,
qu'on n'enlève le périofte ; mais ce qui
furprend davantage , c'eft qu'à l'endroit
des épiphyfes , aux extrémités des os &
auprès des tubérofités , & dans tous les
endroits où l'os doit prendre des accroif-
femens confidérables , au lieu d'une
couche fimplement membraneufe , on en
apperçoit un très-grand nombre : j'en ai
quelquefois diftingué près de vingt . toutes
placées les unes fur les autres , & je les
ai toutes féparées avec le tranchant de
l'inftrument. Je défefpérois prefque de
trouver la dernière.

L'arrangement des fibres dans ces différentes couches eft très-difficile à développer ; elles fe croifent prefque en tous
fens. Toutes ces différentes couches examinées après la macération , m'ont paru
placées dans les directions que Malpighi
leur donne , fi c'eft leur en donner , que
de dire qu'elles forment des réfeaux
fibreux. Les fibres du périofte font donc ,
ainfi que Malpighi l'a avoué , difpofées
en réfeau aux extrémités des os ; mais
fur leur partie moyenne , les fibres du
périofte fuivent à peu près la direction

que Clopton Havers leur a trouvée : elles
font placées de façon que leur longueur
eft parallèle à la longueur de l'os ; & fi
cela n'eft pas vrai de toutes, l'on peut
dire que cela eft vrai du plus grand
nombre. L'on peut donc avancer, comme
une vérité certaine, que les fibres du périofte fur la partie moyenne des os longs,
font & moins obliques, & moins nom-
breufes qu'aux extrémités.

Il feroit difficile de décider lequel de
M. Malpighi ou de M. Grew, a le premier apperçu l'analogie que nous con-
noiffons maintenant entre l'accroiffement
de nos os & celui de la partie ligneufe
des arbres, entre les ufages du périofte
relativement à l'offification, & entre celui
de l'aubier relativement à l'augmentation des arbres & même des plantes en
général ; car elles ont, ainfi que les autres,
fous leur enveloppe extérieure, une
fubftance herbacée, qui eft par rapport à
elles, ce que l'aubier eft aux arbres. Je
ne rapporterai point ici les paffages de
M. Grew ; ce qu'il y a de certain, c'eft
que s'il s'étend un peu moins dans fon
catalogue, que M. Malpighi fur cet article, il m'a femblé qu'il s'explique pl s
exactement & avec plus de force que
M. Malpighi. Les Ouvrages de ces deux
Savans ont paru en même temps : il ne

seroit point étonnant que deux hommes d'un aussi rare mérite, eussent en même temps apperçu les mêmes vérités ; mais ces vérités ne sont en quelque sorte annoncées que dans les ouvrages de ces deux Observateurs. L'on ne peut sans injustice refuser à M. Duhamel la gloire d'avoir porté cette doctrine à un degré de certitude auquel il est impossible de ne se pas soumettre. M. Duhamel, pour réussir à établir une doctrine presque nouvelle, a eu recours aux expériences, qui sont en physique les guides de la raison. La garence, dont cet Académicien a nourri plusieurs jeunes animaux, c'est-à-dire, dans cet âge où les os prennent des accroissemens, a répandu sa couleur dans les fibres & les vaisseaux du périoste. Chaque jour, pour ainsi dire, une nouvelle couche osseuse d'une couleur de rose se plaçoit sur la surface des couches blanches, & cette couche nouvelle étoit bientôt recouverte par une seconde, & celle-ci par une troisième, qui, toutes examinées dans le temps de leur développement, naissoient manifestement de la surface intérieure du périoste, je veux dire celle qui touche les os.

M. Duhamel ne s'est pas borné à découvrir le principal agent de l'accroissement des os des animaux ; il a porté ses recherches jusques sur la cause qui réunit les os fracturés ; il a suivi les démarches de la nature dans cet ouvrage si intéressant à l'humanité, & il les a apperçues. M. Duhamel, après bien des expériences ingénieuses & pénibles, faites avec bien du soin sur cette importante matière, a vu le périoste se prolonger sur les bouts des os fracturés, & devenir par degrés le moyen dont la nature se sert pour souder nos os dans les fractures. Il a fait connoître combien il est dangereux dans ces sortes de maladies d'appliquer des bandages assez serrés pour gêner la circulation dans la substance du périoste. Je passerois les bornes que je me suis prescrites dans cet Ouvrage, si je rapportois ici tout ce qu'il y a de curieux & d'intéressant dans les Mémoires que M. Duhamel a présentés à l'Académie royale des Sciences, années 1743, 1744.

L'on voit après de telles recherches, combien il est difficile d'accorder avec les routes que suit la nature dans l'accroissement des os, l'opinion de ceux qui excluent les membranes de tout ce grand ouvrage.

Il faut cependant convenir que, quoique la membrane qui recouvre les os soit évidemment le principal agent de leur accroissement dans les animaux après leur naissance, il n'est pas aussi évidemment prouvé que cette même membrane soit l'inftrument dont la nature fe fert pour les développer dans le temps que les os reçoivent leurs premiers linéamens, ou les premiers traits de leur offification. Le fémur, par exemple, c'eft-à-dire le plus grand de nos os, fe montre d'abord à nos yeux comme un cylindre d'une gelée lymphatique tranfparente ; dans cet état, fa fubftance differe peu des fluides : fi on la touche, elle s'attache aux doigts comme une colle liquide ou comme un mucilage épais ; mais enfuite au lieu de prendre la forme d'une membrane, ce cylindre gélatineux fe durcit en confiftance de cartilage , & le cylindre gélatineux n'eft plus qu'un cylindre cartilagineux. Au milieu de ce cylindre cartilagineux naît un germe ou noyau d'offification qui fe prolonge fucceffivement en haut & en bas ; mais ce qu'il y a de plus furprenant, c'eft que dans ces fémurs naiffans l'on n'apperçoit rien de membraneux. La membrane fe manifefte bientôt après ; mais dans quel endroit? C'eft précifément où l'on eft le moins porté à croire qu'elle doive éclore, c'eft fur la partie offeufe. Elle exifte fur cette partie pendant un certain temps, fans que l'on en apperçoive aucun veftige fur les extrémités cartilagineufes. Ce que je dis ici du développement de l'os de la cuiffe, doit s'entendre de tous les os longs. La regle que fuit la nature , eft la

même dans tous. Tous représentent dans
leur naissance un cylindre gélatineux, qui
bientôt après devient cartilagineux. A
peine changé en cartilage, un germe d'ossification se fait appercevoir dans son milieu,
& ce germe se prolonge vers les deux extrémités.

L'ossification tardant trop à se prolonger
depuis le centre de chaque os jusqu'à ses
deux extrémités, il paroît dans chaque extrémité un germe d'ossification qui, pendant que le germe du milieu fait beaucoup
de chemin pour venir jusqu'à lui, se prolonge un peu comme pour aller au-devant
de celui du milieu, & s'unir à lui.

Mais pourquoi l'ossification dans les os
longs se fait-elle appercevoir d'abord au
milieu du cylindre cartilagineux, & pourquoi se manifeste-t-elle ensuite constamment aux extrémités ? La raison de cette
regle constante que suit la nature dans l'ossification des os longs, se trouve dans la
distribution des vaisseaux : les principaux
vaisseaux des os sont placés dans trois endroits différens, au milieu & aux extrémités. Ceux du milieu sont les plus grands ;
la partie du cylindre cartilagineux qui est
arrosée par ces vaisseaux, doit la première
en recevoir les influences. Les vaisseaux
sont les seuls organes qui aient la force de
durcir la partie cartilagineuse, & de la

transformer en os. Depuis le milieu du cylindre cartilagineux jusqu'aux extrémités, il n'y a point de vaisseaux, ou ils y sont très-petits, & en très-petite quantité; par conséquent il est nécessaire que l'ossification y paroisse plus tard. Mais chaque extrémité est arrosée de plusieurs vaisseaux, dont le diamètre est plus petit que celui des vaisseaux qui se distribuent dans le milieu du cylindre cartilagineux: par conséquent l'ossification doit y paroître plus tard que dans le milieu du cylindre, comprise depuis chacune des extrémités jusqu'à la partie moyenne.

En effet, si l'on examine avec attention les os longs des embryons dans le temps auquel les premiers germes osseux se font appercevoir, l'on apperçoit dans leur milieu des trous très-grands, & beaucoup plus grands qu'ils ne sont quand les os sont formés; l'on apperçoit même des vaisseaux s'insinuer dans ces trous. Il y a ordinairement plusieurs trous; ils se ferment à mesure que l'os prend des accroissemens, & il n'en reste ordinairement qu'un, & quelquefois deux, rarement trois.

Dans le temps que l'on commence à appercevoir les trous du milieu de chaque os long, & les vaisseaux qui s'y insinuent, l'on n'apperçoit encore rien de vasculeux aux extrémités ; mais bientôt les vaisseaux y deviennent sensibles , & alors l'ossification ne tarde pas à s'y manifester.

Les os dans lesquels la nature suit la règle que je viens de faire connoître, sont les os de la cuisse , de la jambe, du métatarse , les premières phalanges des orteils, l'humérus , les deux os de l'avant-bras , les os du métacarpe, les premières & secondes phalanges des doigts.

Dans les os larges, l'ossification commence toujours dans la plus grande des pièces dont cet os est composé ; car les os larges sont presque tous composés de plusieurs os ; il en faut excepter les pariétaux, les os unguis, les os propres du nez , & quelques autres. C'est toujours au centre de la plus considérable des pièces dont chaque os large est composé, que l'ossification se fait appercevoir ; c'est aussi par le centre que l'ossification commence dans tous les os du carpe & du tarse ; il en faut excepter le calcanéum.

Ce seroit tomber dans une erreur grossière, si l'on concluoit de la transformation des couches du périoste en autant de couches osseuses , qu'il n'y a que les parties fibreuses & solides du périoste qui subissent cette loi ; & si on refusoit aux vaisseaux dont cette membrane est composée , toute action dans l'ouvrage de l'accroissement de nos os. Quand on dit qu'une couche du périoste se change en une couche osseuse, c'est comme si l'on disoit que les fibres, les vaisseaux & les fluides dont cette couche est composée, se changent en une substance dure, homogène, en un mot, en une substance osseuse. C'est comme si l'on disoit qu'il découle des différentes couches du périoste une infinité de ruisseaux d'un fluide osseux qui s'épaissit, se durcit avec les fibres & avec la plus grande partie des vaisseaux qui le transportent; ce seroit blesser des notions simples, appuyées sur l'expérience, sur la raison, sur toutes les loix du mouvement des fluides dans les corps animés, que de refuser un épanchement & un mouvement continuel dans les sucs dont sont vivifiés nos os pendant que nous vivons.

Quant à la réunion de nos os quand ils sont fracturés, il est certain qu'elle n'est pas due uniquement au périoste. M. Duhamel a fait voir que cette membrane y contribuoit beaucoup, parce qu'elle est comme la source des vaisseaux des os. Mais il n'en est pas moins vrai qu'il découle des extrémités mêmes des pièces fracturées un suc qui, en se joignant aux fibres & aux sucs du périoste, contribue à la production du cal.

CHAPITRE XVII.

Des Vaisseaux des Os.

LES vaisseaux ne sont point la base de nos parties; mais il y en a dans toutes les parties de notre corps. Une matière très-différente des vaisseaux fait le cannevas de chaque viscère, de chaque muscle, de chaque cartilage, & à plus forte raison de chaque os.

L'on diroit que les Anatomistes se seroient laissés éblouir à l'aspect des injections. A s'en tenir à leurs expressions, il semble que le corps humain ne soit qu'une artère & une veine répandue en une multitude innombrable de ramifications. Mais dans la queue du têtard & dans toutes les parties transparentes des animaux vivans, sur lesquelles on découvre le mieux le cours des liquides, ne voit-on pas des espaces très-grands entre les cercles vasculaires dans lesquels les fluides & les solides paroissent dans un repos parfait, pendant que les globules du sang & de la lymphe circulent avec une force extrême dans les cercles vasculaires ? Apperçoit-on des vaisseaux dans l'arachnoïde ? En découvre-t-on

beaucoup dans l'amnios ? Dans les reins
ne voit-on pas entre les vaiſſeaux une
ſubſtance dans laquelle l'œil, aidé de la
loupe, n'apperçoit aucuns vaiſſeaux ?
Après les injections les plus heureuſes,
ſi l'on fait macérer la partie injectée, ne
perd-elle pas la plus grande partie de ſon
poids, ſans que les vaiſſeaux injectés ſe
détruiſent ? L'on voit à la vérité des vaiſſeaux pénétrer dans chaque muſcle ; mais
la différence entre ces vaiſſeaux & les
fibres charnues n'eſt-elle pas extrême ?
Enfin, quand on examine la dureté, la
blancheur, la ſolidité des os & des cartilages, leur grandeur & leur volume, &
le petit nombre des vaiſſeaux ſenſibles
qu'ils reçoivent, n'eſt-on pas forcé de
convenir que dans les os & dans les cartilages il ſe trouve une matière élémen-
taire, très-différente des vaiſſeaux ? Cer-
tainement les os & les cartilages ſont ar-
roſés de vaiſſeaux, mais ils n'en ſont pas
compoſés : leurs élémens ſont des fibres
& des portions d'une matière ſolide preſque terreuſe, unies enſemble & arroſées
par des fluides qui découlent des vaiſſeaux
dont ils ſont percés.

Il s'en faut beaucoup que je veuille ici
répandre des doutes ſur la ſincérité des
ſentimens des Anatomiſtes modernes ; s'ils
nous repréſentent le corps humain comme

une machine purement hydraulique, c'eſt qu'ils l'ont penſé ainſi à l'aſpect de la multitude innombrable des artérioles que l'art des injections a rendues ſenſibles : il a été facile de s'y laiſſer ſéduire. Je ne prétends pas non plus que les os eux-mêmes, qui ſont les parties du corps dans leſquelles l'art d'injecter nous fait connoître qu'il y en a moins que dans toute autre partie, n'aient pas beaucoup de vaiſſeaux. J'ai déja parlé de ceux des ligamens & de la moëlle, je vais maintenant développer ceux qui nourriſſent la ſubſtance oſſeuſe, qui la produiſent & la conſervent.

Les vaiſſeaux des os, ainſi que des autres parties, ſont les uns artériels, les autres veineux. Parmi les artères des os l'on en peut diſtinguer de trois ſortes, ou les rapporter à trois claſſes différentes, à raiſon de leur différente groſſeur & des différentes routes qu'elles choiſiſſent : les unes naiſſent du périoſte, & s'inſinuent dans la ſubſtance des os par des pores ou des ouvertures très-membraneuſes, mais preſque inſenſibles. Ces artères ſont d'une fineſſe extrême ; leurs cavités ne ſont ſenſibles que dans les fœtus & dans l'âge le plus tendre ; elles diminuent à meſure que les os augmentent ; pluſieurs ſe ferment tout-à-fait, & ſe changent les unes

en fibres offeufes ; les autres paroiffent
de fimples filets membraneux. Les os des
adultes feroient donc trop peu nourris,
s'ils ne recevoient leur fubftance que de
ces vaiffeaux ; c'eft pourquoi l'Auteur de
la nature a pratiqué d'autres iffues plus
grandes que les pores dont je viens de
parler ; & par ces iffues il paffe jufques
dans l'intérieur des os, des vaiffeaux dont
le diamètre eft de beaucoup plus fenfible
que celui des petites artères du périofte ;
mais il faut convenir que fi celles-ci font
plus petites, leur grand nombre compenfe
la petiteffe de leurs capacités.

La feconde claffe des artères des os
renferme celles qui s'infinuent dans leurs
cavités par des trous pratiqués dans l'é-
paiffeur des extrémités des os. Ces artères,
après avoir percé une à deux couches
offeufes, & ces couches font les plus
fuperficielles, pénètrent dans l'intérieur
des cellules offeufes & dans le tiffu réticulaire que l'on obferve dans l'intérieur
des os. Les yeux, fans le fecours de la
loupe, fuivent facilement ces artères dans
leur diftribution ; elles prennent toutes des
efpèces de gaînes du périofte en paffant
par les trous extérieurs des os : arrivées aux
cavités des cellules, elles s'épanouiffent
dans les petites membranes dont ces cellules font en partie tapiffées ; elles font

les principaux organes de la sécrétion de
la moëlle ; mais elles ne sont pas toutes
employées à cet usage : elles envoient
des rameaux qui s'insinuent entre les couches des os , à l'endroit où ces couches
s'écartent pour produire le tissu cellulaire :
là , elles se dérobent aux yeux ; elles sont
même si fines, qu'elles paroissent comme
de simples filamens membraneux. Telle est
la distribution de ces artères dans les os
longs.

Les artères que je viens de décrire ne
sont pas les seules qui s'insinuent dans
l'intérieur des cavités des os. Dans chaque os long , il s'insinue constamment un
& quelquefois deux petits troncs artériels ;
ce petit tronc passe par le trou ou canal
oblique dont nous avons dit que chaque
os long étoit percé à son milieu, ou à
peu de distance du milieu de l'os considéré dans sa longueur. Ce canal est constamment oblique ; mais son obliquité
n'est pas la même dans tous les os. Dans
les os de la cuisse, dans ceux de l'avant-
bras , il pénètre en montant ; de sorte que
sa direction est de bas en haut dans les os
du bras ; & dans ceux de la jambe , la
direction est de haut en bas. Ce trou est
le seul de tous ces trous osseux qui laisse
passer une artère & une veine.

Le petit tronc artériel qui passe par le

trou ou canal oblique dont je viens de parler, se divise, d'abord qu'il est entré dans la grande cavité intérieure de l'os, en deux branches principales : l'une de ces branches suit la direction du petit tronc qui le produit ; il marche entre la moëlle & entre la surface intérieure de l'os ; il s'étend plus ou moins loin suivant la diversité des sujets, & répand dans son trajet plusieurs rameaux qui se plongent dans le cylindre médullaire & sur la surface des cloisons osseuses dont ce cylindre est quelquefois coupé comme par autant de diaphragmes : parmi ces rameaux, il y en a très-peu qui s'insinuent dans la substance de l'os ; s'il y en a, ils sont extrêmement petits : ce qu'il y a de certain, c'est que je ne les ai jamais distinctement apperçus. L'autre branche du petit tronc artériel qui s'insinue dans la grande cavité intérieure de chaque os, change tout-à-coup de direction, & fait un angle très-aigu avec le tronc qui le produit, & se distribue de la même manière que la première dont je viens de parler, & que j'ai dit être placée dans la direction du tronc.

Il y a, comme l'on voit, une différence dans la direction des artères qui passent par les extrémités de chaque os, & entre la direction de celle qui passe

par

par le trou du milieu de chaque os.
D'ailleurs les premières ne font que très-
peu de chemin avant que d'arriver dans
l'intérieur de l'os. L'artère qui paffe par le
trou ou canal moyen, décrit un chemin
beaucoup plus long, avant que d'entrer
dans la cavité intérieure : les premières
portent le fuc offeux dans les intervalles
que laiffent entr'elles les couches offeufes
dans le fœtus, fervent à la fécrétion de
la moëlle cellulaire, & font les agens
du développement des extrémités offeufes :
l'artère du milieu de l'os eft l'agent du
développement du centre ou de la partie
moyenne de chaque os long dans l'embryon ; mais dans l'adulte, il ne paroît
pas qu'elle ait d'autre ufage que celui
de féparer la moëlle du cylindre médullaire.

Mais pourquoi cette conftance dans la
diverfité des directions des artères qui
paffent par le canal du milieu des os longs ?
Cette conftance eft réelle : Clopton Havers eft peut-être le premier qui l'ait faifie ;
tous les Anatomiftes modernes la connoiffent. Perfonne n'en a donné de raifon
folide. L'imagination en fuggère plufieurs ;
mais toutes font également frivoles.

Les os larges font affez ordinairement
percés dans leur milieu d'un trou oblique,
qui répond au trou oblique du milieu des

Partie I. I

os longs ; par ce trou, il paſſe une artère qui s'inſinue dans la ſubſtance intérieure de l'os : il en eſt de même des vertèbres ; chaque vertèbre eſt percée de deux trous placés ſur le milieu de la face poſtérieure du corps de la vertèbre dans le canal de l'épine. Dans les os du crâue & de la face, le ſiège de ce trou varie, ou plutôt il y en a pluſieurs petits répandus çà & là. Dans les temporaux, l'on en obſerve deux à trois dans l'angle antérieur & inférieur ; dans l'os frontal, on en remarque un ou deux dans chaque échancrure fourcilière ; dans les os de la pommette, on en voit diſtinctement pluſieurs dont quelques-uns ne ſont que des canaux de paſſage. On en remarque conſtamment un vers le milieu de chaque os propre du nez ; on en voit encore pluſieurs dans les os maxillaires & dans les os du palais, &c.

Les artères qui s'inſinuent dans tous les os ſpongieux & dans le tiſſu diploïque des os du crâne, répandent pluſieurs vaiſſeaux qui ſe diſtribuent dans les cellules intérieures de chacun de ces os. Les ramiſications que les artères intercoſtales répandent dans le tiſſu cellulaire des côtes ont été apperçues de Malpighi ; on les voit diſtinctement après une injection bien faite. Cet Obſervateur ne s'eſt trompé

que sur la qualité du liquide que ces artères déposent dans les cellules des côtes ;
il croyoit que ces cellules , au lieu d'être
remplies d'un suc médullaire , ne conte-
noient que du sang. Nous venons de voir
les sources des fluides qui circulent continuellement dans les os : je vais maintenant décrire les veines qui rapportent
ces mêmes fluides.

Les veines des os sont aussi nombreuses
que les artères , & ne le paroissent pas plus:
leurs dernières ramifications se dérobent
aux yeux ; mais leurs principales branches
sont sensibles , & par conséquent exigent
une description particulière. De ces différentes veines, les unes répondent aux
artérioles du périoste , & rapportent
l'huile la plus fine & la plus ténue, qui
circule continuellement dans la substance
solide de l'os, comme dans la plus rare
& la plus spongieuse.

La seconde classe des veines du périoste répond à celle des artères ; celles-ci
sont placées aux extrémités des os, &
s'insinuent dans leur substance par les ouvertures dont j'ai parlé en décrivant les
artères des extrémités osseuses : chacune
de ces veines passe par un trou distingué
& qui lui est propre , sans qu'elle soit
accompagnée d'une artère dans son passage ; ces veines rapportent de la cavité

des cellules le superflu du sang qui a été
employé à la sécrétion de la moëlle des
extrémités ; peut-être aussi reprennent-
elles une partie du suc médullaire & rougeâtre dont ces cellules sont remplies ;
elles se terminent ou dans les plus grandes
des veines du périoste, ou dans les troncs
veineux du voisinage.

La troisième classe des veines du périoste passe par les trous placés dans la
partie moyenne de chaque os, accom-
pagne les artères qui passent par ces trous,
& se distribue, ainsi que les artères, dans
le cylindre médullaire qui remplit la
grande cavité de chaque os. Leurs ramifications n'accompagnent pas celles des
artères ; elles se distribuent séparément,
quoique les troncs passent par les mêmes
trous : il ne m'a pas paru que ces veines
eussent de valvules ; il est rare que l'on
en apperçoive dans des veines d'un aussi
petit diamètre.

Les Anciens ne connoissoient pas de
vaisseaux dans les cartilages, & cette erreur a été adoptée de plusieurs Anatomistes depuis le renouvellement de l'A-
natomie ; mais un examen attentif des
épiphyses des os pendant qu'elles sont
cartilagineuses, & celui des cartilages des
côtes, suffit pour être convaincu que la
surface des cartilages est couverte d'un

tiſſu de vaiſſeaux ; l'on en voit même pluſieurs percer la ſubſtance des cartilages :
ſi l'on coupe les cartilages en pluſieurs
morceaux , l'on ne manque pas d'appercevoir ſur le chemin de l'inſtrument , &
ſur la ſurface des morceaux coupés , quelques vaiſſeaux ſanguins placés en pluſieurs
directions ; plus l'épiphyſe cartilagineuſe
eſt éloignée du terme de ſon oſſification ,
plus on y apperçoit de vaiſſeaux. Pour ſe
convaincre de cette vérité , il ſuffit de
comparer la rotule bien injectée d'un
adulte avec une rotule injectée d'un jeune
ſujet , de façon que celle-ci ſoit encore
cartilagineuſe : l'on appercevra ſans doute
dans l'une & dans l'autre rotule pluſieurs
vaiſſeaux qui ſe plongent dans leur ſubſtance , mais on en découvrira incompara-
blement plus dans la rotule du jeune ſujet
que dans celle de l'adulte ; dans la rotule
de l'adulte , l'on n'en apperçoit qu'un
très-petit nombre. Selon M. Ruyſch (a) ,
leur multitude eſt innombrable dans la rotule du jeune ſujet. *Oleum perdet* , dit M.
Ruyſch , *& operam qui vaſa hæc invenire*
annititur & demonſtrare in patella adulti
jam hominis ; ſed qui imitari valet quod
præſtiti in cadavere juvenili , ubi cartilagi-
neâ pelluciditate adhuc tranſparet , poterit

____

(a) *Adverſ. Dec. 2. p. 3.*

illa distinctè videre atque advertere mirabiles eorum distributiones.

Cet Anatomiste a très-bien représenté les vaisseaux de la rotule dans la table première, figure première de la seconde Décade de ses Adversaires : il se félicite en quelque sorte lui-même d'avoir si bien réussi dans le développement de ces vaisseaux. *Inspice, quæso, figuram hic positam quâ conatus sum exprimere patellam de juvenili ablatam corpore, vides-ne eam tot abundare vasculis ut tota ferè rubescat ; senilia autem ossa arctiùs compacta vasorum plurima abolent inque firmiorem compagem densant, unde per ætatem firmiora quidem & aridiora simul ossa evadant.*

De ces passages pris de M. Ruysch, & des observations que j'ai rapportées ci-dessus, l'on peut facilement, 1°. appercevoir combien se sont trompés ceux qui ont avancé que les cartilages, ainsi que les os & toutes les parties spermatiques, n'admettoient point dans leur substance de vaisseaux sanguins.

2°. Que les os se durcissent par l'apposition continuelle des sucs osseux qui circulent dans leurs vaisseaux, & non pas simplement par la transformation des lames internes du périoste en une substance osseuse ; car on voit distinctement l'ossification se développer dans le centre

de chaque épiphyse cartilagineuse, c'est-
à-dire, dans cette partie de l'épiphyse la
plus éloignée des couches du périoste.

3°. Que vers la fin de la transformation
d'une épiphyse cartilagineuse en une
substance osseuse, le périoste contribue
à l'ossification, & ses lames internes deviennent autant de lames osseuses.

4°. Que moins les os sont éloignés des
temps de leur développement, plus ils
ont de vaisseaux; & que ces vaisseaux,
avec l'âge, se durcissent & se transforment
en une substance fibreuse qui devient ensuite osseuse.

Quoique M. Ruysch ait représenté les
vaisseaux qui se distribuent dans les membranes de la moëlle ou dans le périoste
interne, (car il est difficile de décider si
M. Ruysch admettoit un périoste interne,
& s'il le distinguoit des membranes de la
moëlle), il paroît cependant que cet
Anatomiste s'est plus occupé des vaisseaux
qui rampent sur les dehors des os, c'est-
à-dire, dans le périoste, que de ceux qui
se distribuent dans la substance osseuse.
Le silence que gardent les Anatomistes
sur cette matière, m'a engagé à faire des
recherches sur des vaisseaux que la dureté
des os rend inaccessibles à l'examen des
Anatomistes. Les os frais des rachitiques
m'ont paru les plus propres aux recherches

que j'avois deſſein de faire ſur la diſtribution des vaiſſeaux dans la ſubſtance
des os. L'on ſait que les os des enfans
morts du rachitis prennent quelquefois
une conſiſtance ſi molle, qu'elle diffère
peu de celle des chairs. Après avoir injecté les vaiſſeaux de pluſieurs enfans
morts ou de cette maladie, ou de celles
qui en ſont les ſuites, il m'a preſque été
auſſi facile de ſuivre les vaiſſeaux des os,
que ceux qui ſe diſtribuent dans les muſcles. Le préjugé qu'il eſt permis d'avoir
en faveur des opinions des Auteurs que
l'on a lus, me faiſoit compter que je
trouverois les vaiſſeaux qui ſe diſtribuent
dans les cellules oſſeuſes & dans tous les
détours anfractueux de la ſubſtance intérieure des os, comme attachés & collés
ſur les ſurfaces des cellules & des filets
oſſeux ; mais, contre mon attente, je les
apperçus preſque tous comme flottans
dans la cavité de chaque cellule, & libres
de toute adhérence intime aux ſurfaces
de ces cellules. Les principaux rameaux
de ces vaiſſeaux flottans en jettent de
toutes parts de très-petits, dont quelques-
uns ſemblent, par leurs dernières extrémités, s'unir à la ſubſtance des cellules ;
d'autres m'ont paru ſe terminer dans les
lieux où les couches oſſeuſes s'écartent
pour produire la ſubſtance cellulaire.

Dans ces endroits, je les voyois prendre des adhérences aux os; mais ils étoient trop petits pour que les yeux puſſent les ſuivre plus loin dans la ſubſtance compacte où ils alloient ſe terminer.

Ce que je viens de dire de la poſition des vaiſſeaux des cellules oſſeuſes, doit auſſi s'appliquer aux membranes dont on dit que ces cellules ſont tapiſſées. Ces membranes ne ſont, ainſi que je l'ai dit ci-deſſus, que des franges membraneuſes. Les os des rachitiques, dont je viens de parler, m'ont fait connoître de plus, que ces franges étoient également flottantes dans la cavité des cellules, & qu'elles n'y étoient adhérentes que par des filamens membraneux. Il eſt facile de voir combien une telle ſtructure eſt différente de celle qui a été propoſée par ces Anatomiſtes; tous repréſentent les membranes comme autant de petits ſacs membraneux, ou autant de petites véſicules de différente figure, qui communiquent les unes avec les autres. Il eſt encore aiſé de conclure de ce que je viens d'avancer de la diſpoſition des vaiſſeaux, & des prolongemens membraneux que l'on remarque dans le tiſſu intérieur des os, que toute la ſurface des filamens & prolongemens oſſeux qui, par leur croiſement, forment ce qu'on appelle la ſubſtance cellulaire &

I v

la substance réticulaire des os, n'est pas couverte dans toute son étendue par des prolongemens membraneux. Je puis même assurer que la plupart de ces filamens font presque tout-à-fait nuds : c'est la substance osseuse toute nue qui se fait appercevoir.

Je comptois, après des injections faites avec succès, appercevoir entre ces vaisseaux des anastomoses à peu près semblables à celles que l'on apperçoit dans la substance du périoste ; mais, autant qu'il m'a été permis de suivre ces vaisseaux jusques à leurs dernières terminaisons, je ne leur ai point observé d'anastomoses sensibles. J'en ai été d'autant plus surpris, que j'ai vu des pièces injectées & couvertes de vernis , afin de les conserver , dans lesquelles ces vaisseaux faisoient, sur la surface intérieure de la grande cavité de l'os, plusieurs anastomoses. Ces pièces sont très-différentes de celles que j'ai préparées ; car dans toutes celles que j'ai examinées dans leur état de fraîcheur, je n'ai pu découvrir aucune communication ni anastomose sensible d'artère à artère , ni de veines avec les veines ; car il faut avoir ou les yeux, ou du moins les instrumens de Leuwenhock , pour appercevoir les anastomoses des artères avec les veines.

Toutes les artérioles & les véficules
de l'intérieur des os fe diftribuoient dans
tous les fujets que j'ai examinés, à peu
près comme les branches des arbres ; &
des extrémités flottantes de ces branches
vafculaires tombe cette liqueur rougeâtre
dont font remplis tous les efpaces anfrac
tueux des éxtrémités des os : enfin il e-
eft à peu près de ces vaiffeaux commn
de ceux des corps caverneux , ou comme
des racines de ces plantes aquatiques que
fe répandent dans toutes les directioni
poffibles , dans les eaux fangeufes des
marais , ou comme des artères & des
veines du placenta.

Il eft certain que le terme de cellules
offeufes dont nous nous fervons dans
l'expofition anatomique de la ftructure
des os , fait naître des idées peu con-
formes avec la vraie ftructure des os ;
& c'eft avec raifon que Malpighi préfère
dans la defcription qu'il donne de la
ftructure des os , le terme de tiffu réticulaire à celui de tiffu cellulaire ; cependant il s'en fert quelquefois. Je m'en
fervirai de même, mais j'avertis d'avance
que ce terme eft très - impropre ; car ils
n'y a point dans les extrémités des os
longs de véritables cellules : ce n'eft par-
tout qu'un affemblage de lames offeufes
qui s'inclinent les unes vers les autres

& se coupent en plusieurs sens, & ces lames ont très-peu de largeur ; s'il s'en trouve quelques-unes d'une largeur considérable, elles sont très-rares, & ce n'est point celles-là qui forment ce que les Anatomistes appellent le tissu cellulaire ; ou bien quand elles forment ce tissu, elles se divisent en filets très-étroits & très-longs, relativement à leur largeur : or, la distribution de ces filets étroits, longs, & qui laissent entre eux une infinité d'espaces vides, s'accordent peu avec l'idée naturelle des cellules.

L'existence des vaisseaux des os, leur distribution telle que je viens de la proposer, n'ayant été examinée que dans l'état de maladie, je n'étois point en droit de la proposer comme une structure constante & comme une règle que la nature suit invariablement : c'est pourquoi j'ai tâché d'appercevoir sur des sujets dont les os étoient dans leur état naturel, la distribution des vaisseaux. La main est extrêmement adroite quand elle est guidée par des vues ; la solidité & la dureté des os qui, avant que j'eusse suivi les vaisseaux dans des os mous, avoient été des obstacles insurmontables, ne m'opposèrent que des résistances dont la patience vint à bout : j'injectai de jeunes sujets, j'examinai plusieurs os injectés,

j'en choisis quelques - uns auxquels je
m'attachai particulièrement : les os pariétaux me parurent plus propres que
tous les autres os larges à mes vues ; je
caffai avec le cifeau & le marteau la table
extérieure ; je l'enlevai par petits morceaux , jufqu'à ce que je découvriffe
quelque branche fenfible d'artère.

L'on fait que l'artère épineufe de la
dure-mère envoie ordinairement , en paffant le long de l'angle antérieur & inférieur de cet os , deux , & quelquefois
trois rameaux qui fe plongent dans fa
fubftance ; je les apperçus dans l'intérieur
même de la fubftance offeufe , & j'en
fuivis avec foin les diftributions ; elles ne
me parurent pas différentes de celles que
j'avois découvertes dans les os des rachitiques , & il eft inutile de dire que je
m'y attendois bien : l'état de maladie ne
produit guères de changement dans la
route des vaiffeaux : j'étois donc prefque
certain du fuccès de l'entreprife avant
que de la commencer ; la difficulté ne
confiftoit qu'à voir des yeux du corps , ce
que je voyois déja des yeux de l'efprit.

Après avoir fatisfait ma curiofité fur la
diftribution des vaiffeaux dans les os
larges , je voulus voir fi dans les os fpon-
gieux , tels que font les corps des vertèbres , les vaiffeaux fuivoient la même loi

dans leur diſtribution. L'Anatomie m'avoit
appris que dans la face poſtérieure du
corps de chaque vertèbre il y a deux
trous conſidérables , & qu'il paſſe par ces
trous deux artères & deux veines qui ſe
plongent dans la ſubſtance de l'os : j'étois
certain d'avance de l'exiſtence des trous
& de celle des petits trous vaſculaires qui
y paſſent; mais je n'avois pas été plus
loin : leur diſtribution dans la ſubſtance
oſſeuſe m'étoit inconnue ; je crois même
être le premier qui ait apperçu les vaiſſeaux qui s'inſinuent dans ces trous : pour
être en droit d'en donner une deſcription,
il étoit néceſſaire que je les ſuiviſſe dans
l'étendue de la ſubſtance vertébrale ; il
me fut bien plus facile de réuſſir qu'il ne
me l'avoit été dans la recherche des vaiſſeaux de l'os pariétal. Je ſuivis leurs rameaux dans leurs fines diſtributions , &
je trouvai qu'ils ſuivoient dans leur marche les loix que j'ai établies ci-deſſus ,
c'eſt-à-dire , qu'ils ne communiquoient
point enſemble par des anaſtomoſes , &
qu'ils ſe diſtribuoient comme les vaiſſeaux
du placenta & comme ceux du foie , ſans
s'anaſtomoſer enſemble.

Je me ſuis aſſez étendu ci-deſſus ſur
la diſtribution des vaiſſeaux dans les
extrémités des os longs , il ne me reſte
rien à y ajouter.

Il faut obferver que quand en parlant de la diftribution des vaiffeaux dans les os longs, j'ai dit qu'ils ne communiquoient point enfemble par des anaftomofes fenfibles, j'ai eu principalement égard aux vaiffeaux du tiffu réticulaire, ou (pour fe conformer au langage reçu) de la fubftance cellulaire : il fe pourroit faire qu'il y en eût quelques-unes entre les rameaux de l'artère qui paffe par le trou oblique de la partie moyenne des os, mais je ne les ai pas apperçues fur les os que j'ai préparés moi-même ; je les ai vues dans des figures en cire & fur des os naturels injectés & couverts d'une couche tranfparente de cire & de vernis ; mais je doute que ces communications foient réelles, ne connoiffant ni le nom, ni la fincérité de ceux qui les ont préparées.

Je n'ignore pas que la diftribution des vaiffeaux des os, telle que je viens de l'expofer, c'eft-à-dire, une diftribution en branches & en rameaux femblables à ceux des artères, ne communiquent point enfemble & ne forment point ce réfeau vafculaire décrit avec bien du foin par Malpighi, & adopté par tous les Anatomiftes depuis Malpighi jufqu'à nous ; mais j'ai décrit ce que j'ai vu.

M. Malpighi prétend (*a*) que fi l'on

______
(a) *Œuvres pofthumes*, p. 67.

coupe les côtes il en sort beaucoup de sang au lieu de moëlle, & que dans l'intérieur de leur substance, il y a un réseau admirable de vaisseaux : il ne prononce pas avec la même hardiesse sur la disposition des vaisseaux des os du crâne.

Il n'en est pas de même des vaisseaux de la mâchoire du nouveau fœtus : la distribution des vaisseaux par réseau y est déterminée ainsi que dans les côtes.

Sanguinea vasa reticularibus plexibus ossea filamenta amplexantur. Il paroît très-clairement que M. Malpighi regarde la distribution des vaisseaux des os en forme de réseau, comme une loi constante que suit la nature dans la formation des os : s'il restoit quelque doute sur ce que j'avance ici, il seroit dissipé par le passage suivant, qui est du même Auteur (*a*): *Eadem sanguinea vasa in cruribus reliquisque durioribus ossibus penitiorem partem occupant, & propagantur inter componentia filamenta per modum elegantis retis. Ita in osse petrificato quod dono dedi Musæo celeberrimi Ulyssis Aldovrandi, præter exarata filamenta sanguineum rete deprehenditur elegantissimum.*

L'on voit que M. Malpighi, en proposant la distribution des vaisseaux des os en

______

(*a*) *Œuvres posthumes.*

forme de réseau, a prétendu établir une doctrine suivie : ce n'est point de ces traits qui échappent au hazard ; ce sont des détails suivis dans presque toutes les espèces différentes des os, c'est-à-dire, dans ceux de la face, ceux de la poitrine & des extrémités. Par-tout M. Malpighi fait sentir une analogie & une ressemblance exacte entre les unions des filamens articulaires des os, & entre les unions & les anastomoses des vaisseaux ; il en fait par-tout une peinture qui plairoit beaucoup à l'esprit, si elle étoit plus conforme à la route ordinaire que suit la nature.

Personne ne défère plus que moi à l'autorité de M. Malpighi, & à celle de plusieurs Anatomistes qui ont adopté sa doctrine sur la disposition des vaisseaux osseux ; mais ni les déférences, ni les égards ne doivent point balancer l'hommage que l'on doit à la vérité.

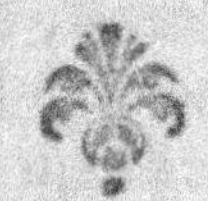

CHAPITRE XVIII.

Des Substances & des Elémens des Os.

L'ON diftingue dans la plupart des os trois fubftances ; celle qui s'apperçoit la première , & fans fouiller dans l'intérieur des os, eft une fubftance très - dure , blanche & d'un tiffu très-ferré : on l'appelle fubftance compacte. Cette fubftance eft celle qui donne à l'os prefque toute fa force ; elle le rend propre à réfifter aux chocs des corps qui nous environnent , & le met en état de foutenir les efforts incroyables de nos mufcles : c'eft à cette fubftance qu'ils s'attachent : c'eft à cette fin qu'elle eft recouverte , en bien des endroits, de plufieurs inégalités que l'on appelle ordinairement empreintes mufculaires.

La fubftance compacte eft très-épaiffe au milieu des os longs, & elle y occupe un moindre volume qu'à leurs extrémités, où elle s'étend ordinairement beaucoup en largeur. Dans les os larges , & dans quelques os longs, la fubftance compacte eft à peu près par-tout d'une égale épaiffeur : il y a cependant bien des endroits où elle est plus ou moins épaisse ; cela se voit dans les os des isles, dans l'omoplate, dans les côtes, dans la mâchoire inférieure, &c.

La substance compacte n'est nulle part, dans toute l'étendue de chaque os long, aussi mince qu'aux extrémités : elle n'y paroît que comme une simple couche.

De l'intérieur de la substance compacte se détachent des feuillets osseux, longs, extrêmement minces, qui se croisent en plusieurs sens qui sont obliques à la longueur de l'os, qui s'écartent les uns des autres, & laissent entre eux des espaces de différente figure & capacité aux extrémités des os. Ces feuillets ou filamens osseux sont très-multipliés ; leur nombre diminue à mesure que l'os approche de sa partie moyenne ; &, sur le milieu même de chaque os long, ils manquent tout-à-fait : à mesure que ces feuillets sont plus voisins de la partie moyenne des os, & à mesure que leur nombre diminue, ils augmentent en largeur : quelques-uns forment par intervalles des espèces de cloisons qui, comme autant de diaphragmes, partagent en plusieurs cavités la cavité cylindrique de l'os : l'assemblage de ces feuillets est appelé substance cellulaire, c'est la seconde substance des os.

Entre ces différens feuillets, l'on apperçoit une infinité de filamens osseux, placés en toute direction, & qui se croisent en tout sens : c'est la substance réticulaire.

Ces filets se détruisent avec beaucoup de facilité ; leurs extrémités sont attachées ou aux parois des feuillets osseux, ou à la surface intérieure des couches de la substance compacte ; ils forment assez souvent dans le centre de la cavité cylindrique, à peu de distance des extrémités des os, un réseau & un entrelacement admirable ; d'autres fois ils sont épars çà & là, & comme semés au hazard entre les feuillets qui composent la substance cellulaire ; ils sont quelquefois si nombreux, que tout l'intérieur des extrémités des os paroît plutôt un assemblage de filamens réticulaires, qu'un assemblage de cellules : les aires & les mailles d'un tel réseau sont angulaires, & placés en toute direction : parmi ces filets, tous ne sont pas de la même finesse, ni de la même direction ; quelques-uns paroissent être la continuation des couches longitudinales de la substance compacte qui leur donne naissance, & gardent constamment leur direction primitive : ceux-ci sont ordinairement les plus gros & les plus forts ; ils sont fortifiés & soutenus dans leur chemin jufqu'à l'extrémité articulaire de l'os par d'autres filets ; ils fe terminent dans la furface interne de la couche articulaire de l'os, c'eft-à-dire, de cette couche qui recouvre l'extrémité articulaire de chaque os.

Dans les os larges, tels que la plupart des os du crâne, de la face, les côtes, le fternum, dans les os du pied, de la main, dans les vertèbres, on ne diftingue ordinairement que deux fubftances, une extérieure qui eft compacte, & une intérieure qui eft fpongieufe. Il y a même quelques os dans lefquels il eft difficile d'appercevoir cette double fubftance, tels font les os unguis & les os du palais ; les os unguis ne paroiffent être qu'une couche extrêmement mince de fubftance compacte, mais moins compacte que n'eft ordinairement la fubftance des os ; les cornets inférieurs ne paroiffent être compofés que d'une fubftance fpongieufe, cependant on y apperçoit une lame de fubftance compacte aux apophyfes.

Avant que d'entrer dans l'examen des parties élémentaires dont les trois fubftances que je viens d'indiquer font compofées, il eft néceffaire de fuivre les os dans leur développement : je ne m'étendrai pas beaucoup fur cet article ; cette matière eft fi vafte, que pour être expofée dans tous ses détails, il faudroit passer les bornes que je me suis prescrites dans cet ouvrage, dans lequel mon principal objet est d'exposer la structure des os dans l'âge parfait. Je ne m'arrêterai donc qu'un instant dans l'examen du développement d'un des os longs du corps humain ; & comme la progression & les loix du développement sont les mêmes dans tous les os longs, ce que je vais dire de la formation de l'os de la cuisse, donnera une idée de celle des os des bras, de ceux de l'avant-bras & de la jambe : j'en ai déja indiqué quelques traits ci-dessus, je vais entrer dans quelques détails particuliers.

Dans l'embryon, à l'endroit où doit naître l'os de la cuisse, l'on apperçoit un cylindre cartilagineux dont la substance, dans les premiers temps, diffère peu d'une gelée épaisse & durcie ; cette gelée se ramollit par la macération : & si chaque jour on examine le cartilage macéré, il perd de son volume, & se réduit en une substance mucilagineuse ou lymphatique qui est presque tout-à fait fluide.

Peu-à-peu ce cartilage naissant prend de la consistance ; il acquiert la dureté ordinaire aux cartilages, & déja il est prolongé en longueur sous la forme d'un cylindre qui commence à ressembler à ce qu'il doit être dans des temps postérieurs : dans cet état, l'on voit naître dans le milieu de sa longueur un germe osseux qui se prolonge en haut & en bas, & qui divise le cartilage cylindrique en deux cylindres cartilagineux, l'un supérieur, & l'autre inférieur. Le germe d'ossification augmente, & devient un cylindre osseux ; à mesure que le cylindre osseux s'étend & se prolonge, les deux cylindres cartilagineux diminuent, parce que c'est de leur substance que se forme le cylindre osseux.

Dans cet état, le cartilage cylindrique supérieur présente une tête cartilagineuse & deux éminences cartilagineuses ; & le cylindre inférieur présente deux éminences à son extrémité qui ont déja la forme des condyles osseux qu'ils doivent former : le cylindre osseux ne cesse point de se prolonger supérieurement jusqu'à ce qu'il soit arrivé à l'endroit où l'extrémité cartilagineuse présente trois éminences, dont la première & la plus proche du cylindre osseux est le petit trochanter ; la seconde est le grand trochanter, & la troisième est la tête du fémur : le col paroît être la continuation du cartilage cylindrique. Le cylindre osseux commence par gagner le col, & absorbe sa substance cartilagineuse ; mais les trois éminences cartilagineuſes, dans cet état, je veux dire la tête, le grand & le petit trochanter, perſévèrent pendant quelque temps dans leur état cartilagineux; à peine la ſubſtance cartilagineuſe du col s'eſt-elle changée en ſubſtance oſſeuſe, que l'on voit naître trois germes d'oſſification; l'un dans le centre de l'éminence cartilagineuſe figurée en forme de tête; l'autre dans le centre de l'éminence cartilagineuſe qui doit être le grand trochanter, & le troiſième dans le centre de la plus petite & la plus inférieure des trois, c'eſt le petit trochanter.

Le germe oſſeux de chacune de ces trois éminences augmente par degrés, & pendant le même temps l'oſſification du col augmente, & va en quelque ſorte au-devant des trois germes d'oſſification qui ſe développent dans les trois éminences cartilagineuſes; & alors la partie ſupérieure du fémur eſt compoſée de trois épiphyſes, dont l'une eſt la tête du fémur épiphyſe, l'autre eſt le grand trochanter épiphyſe, la troiſième eſt le petit trochanter épiphyſe; chaque épiphyſe eſt alors compoſée d'un germe ou noyau oſſeux, & d'une écorce cartilagineuſe qui environne le noyau oſſeux.

A meſure que le noyau oſſeux augmente, l'écorce diſparoît peu-à-peu: cette

écorce

écorce entre la tête du fémur & entre le
col repréſente une eſpèce de cloiſon cartilagineuſe, & l'épaiſſeur de cette cloiſon
diminue peu-à-peu; premièrement, parce
que le noyau oſſeux augmente continuellement; en ſecond lieu, parce que
le cylindre oſſeux & le col qui ne font
qu'une pièce, continuent de prolonger
leur oſſification : double raiſon, comme
il eſt aiſé de ſe l'imaginer, ou plutôt,
comme il eſt démontré par les ſens &
par la nature de la choſe, pour que la
cloiſon cartilagineuſe perde peu-à-peu
de ſon épaiſſeur, & diſparoiſſe enſuite
tout-à-fait.

Ce que je viens de dire de la cloiſon
cartilagineuſe qui ſéparoit la tête du fémur, doit s'entendre de celle qui ſépare
le germe oſſeux du grand trochanter de
l'extrémité du cylindre oſſeux : il en eſt
de même de la cloiſon cartilagineuſe qui
ſépare le petit trochanter du cylindre
oſſeux.

La ſubſtance cartilagineuſe dans laquelle ſont renfermés les trois germes
oſſeux dont je viens de parler, étant entièrement convertie en ſubſtance oſſeuſe,
alors les trois épiphyſes ſont ſoudées
avec le cylindre oſſeux; & pour lors
l'extrémité ſupérieure du fémur eſt compoſée de trois apophyſes, dont l'une eſt

Paartie I.   K

la tête du fémur , la seconde est le grand trochanter , la troisième est le petit trochanter ; les deux trochanters unissent leur substance osseuse à celle du cylindre osseux avant que la tête s'y unisse. Il est aisé de voir par ce que je viens de dire , que le col du fémur n'est point apophyse ; il faut le regarder comme la continuation du cylindre osseux.

Pendant que cet ouvrage s'opère dans la moitié supérieure du cylindre cartilagineux , il s'en fait un semblable dans la moitié inférieure ; les deux condyles restent cartilagineux pendant quelque temps ; mais le cylindre osseux s'étant prolongé jusqu'aux approches des condyles cartilagineux , alors l'ossification commence dans les deux condyles à-la-fois , c'est-à-dire , à la bifurcation , & se prolonge en haut & en bas ; par en haut, elle va au-devant du cylindre osseux qui descend pour venir aux condyles ; par en bas, elle se prolonge jusqu'aux deux extrémités des condyles , & absorbe , à mesure qu'elle avance , tout ce qu'il y avoit de cartilagineux dans l'un & dans l'autre condyle.

Dans l'ossification des autres os longs , il y a bien des choses dignes de remarque , & sur le nombre des épiphyses qui s'y manifestent , & sur leur grandeur , &

furla marche de leur offification ; mais le
progrès de l'offification , depuis la partie
moyenne jufqu'aux extrémités, fe fait de
la manière que je l'ai propofée dans ce
que je viens d'avancer fur l'offification du
fémur ; de forte que la règle qu'il fuit eft
une règle générale dans l'offification de
tous les os longs ; & il n'y a, je le répète , de différence que fur la grandeur,
le nombre & la figure des épiphyfes qui
éclofent à leurs extrémités, & fur le plus
ou le moins de chemin qu'elles font pour
prolonger le noyau de leur offification
jufqu'au corps de l'os.

J'ai dit, avant que de parler de l'offification des os longs en général, que je
ne dirois rien de celle des os larges ;
cependant je ne puis finir ces généralités
fans dire quelque chofe du développement
des os larges , & de ces changemens admirables qui en peu de temps, par l'effet
d'une chaleur légère & du mouvement des
liquides , convertiffent des membranes
qui, par leur molleffe , diffèrent peu des
fluides , en une fubftance dont la dureté
égale prefque celle du fer ou du marbre.

Des membranes différemment figurées
donnent naiffance aux os larges. Que ces
membranes , dès leur naiffance , cachent
quelque chofe de cartilagineux , c'eft ce
que je ne déciderai point. Je dirai feule-

ment qu'examinés avant que le germe
osseux qu'elles doivent enfanter se mani-
feste, elles ont toutes les propriétés sensibles des membranes : quelques-unes des
membranes destinées à devenir des os
se changent, avant de devenir osseuses,
en cartilages ; d'autres deviennent osseuses
sans passer sensiblement par l'état cartilagineux, considéré comme un état moyen
entre le membraneux & l'osseux ; d'autres,
& c'est le grand nombre, se changent en
cartilages, & devenues cartilagineuses,
elles se changent bientôt en une substance
osseuse.

Le germe de l'ossification commence
ordinairement dans le centre de la portion
membraneuse ou cartilagineuse qui doit
être employée à la production de tel ou
tel os : de ce germe osseux, comme d'un
centre, partent des rayons ou traits osseux
qui se répandent dans toutes les directions
possibles, en haut, en bas, & sur les
côtés ; ces différens rayons sont très-serrés
les uns contre les autres, auprès du centre
d'où ils partent ; ensuite ils laissent entre
eux des intervalles plus ou moins grands,
qui se remplissent à mesure que le centre
acquiert de l'épaisseur & de la consistance :
à côté de ces premiers rayons prolongés
naissent des rayons nouveaux, comme si
un rayon primitif devenoit la source de

plusieurs autres; des côtés de ceux-ci en naissent d'autres, & de ceux-ci encore d'autres, jusqu'à ce que les grandes entre-ouvertures que laissoient entre eux les rayons primitifs aient été remplies, & que l'os ait acquis assez d'étendue pour se rencontrer avec les bords ou extrémités d'un os ou de plusieurs os voisins.

Le germe de l'ossification ne commence pas toujours dans le centre de la portion membraneuse ou cartilagineuse qui doit produire tel ou tel os; plusieurs germes osseux se développent quelquefois tout à la fois à peu de distance les uns des autres : ils se touchent ensuite par leurs bords, s'identifient & se soudent tellement, qu'il ne reste aucune marque, même dans le jeune âge, de leur premiere séparation.

Le premier point de l'ossification d'une partie membraneuse ou cartilagineuse se distingue par une blancheur de lait qui succède à la couleur transparente de la membrane ; cette blancheur disparoît à mesure que ce point laiteux se durcit ; elle perd son éclat, elle se salit, & déja elle a une consistance osseuse. Mais il est temps de revenir aux élemens des os parfaits. Il ne s'agit ici que des élemens sensibles des os, & non pas de ces atômes invisibles dont parlent les Philosophes. L'on doit se rappeler ici que j'ai distingué trois sortes de substances dans la composition de chaque os long, la substance compacte, la substance cellulaire, & la substance réticulaire.

La substance compacte des os paroît au premier coup d'œil composée d'une matière si dure, que sa dureté nous interdit en quelque sorte la connoissance de sa structure; mais quand on l'examine avec attention, & en employant différentes manœuvres, l'on peut se convaincre qu'elle est toute composée d'une infinité de petites écailles osseuses; ces écailles sont placées les unes sur les autres, de sorte que l'une ne couvre jamais exactement celle qui est sous elle, & ainsi des autres : toutes ces écailles sont unies les unes avec les autres par un suc en partie huileux, en partie gélatineux; & le tout se réduit, par la chaleur du feu, en une gelée lymphatique; quelques-unes de ces écailles osseuses naissent du périoste; d'autres sont sans doute la suite de la transformation du cartilage ou de la membrane en une substance osseuse.

L'existence de ces écailles est prouvée premièrement, parce que si l'on examine un os large d'un embryon ou d'un fœtus nouveau né, l'os pariétal, par exemple, ou l'os frontal, & qu'on le présente, en le pliant, à une vive lumière, l'on y apperçoit une infinité d'écailles dont les bords s'élèvent & se redreſſent à meſure que l'on plie l'os dans ſa totâlité, & ces écailles paroiſſent arrangées à peu près comme les tuiles qui couvrent les toits, ou comme les écailles ſur les poiſſons.

Secondement, parce que ſi l'on expoſe pendant un certain temps aux rayons du ſoleil, & aux impreſſions d'un air ſec, les os, ſoit d'un enfant, ſoit d'un adulte; & ſi l'on examine de temps en temps quel eſt l'effet de cette expérience, l'on appercevra une infinité d'écailles s'élever de la ſurface de l'os, s'attacher à la ſurface des doigts, ou tomber par leur propre poids, ou ſe répandre dans l'air emportées par les vents.

Troiſièmement, dans le traitement des caries des os, ſi l'on examine les plumaceaux & les compreſſes dont on ſe ſert dans les panſemens de ces ulcères, l'on apperçoit ſur leurs ſurfaces pluſieurs petites écailles mêlées avec le pus & la ſanie; par conſéquent la décompoſition des os & leur formation nous prouvent également que les os ſont compoſés d'une infinité d'écailles.

Il a été dit ci-deſſus, que ces écailes étoient appliquées les unes ſur les autres, de façon cependant que la première ou la plus ſuperficielle ne recouvroit point

K iv

exactement la seconde ou l'inférieure ;
il s'agit maintenant d'examiner si l'on ne
pourroit pas découvrir l'arrangement de
ces écailles d'une manière plus exacte.

Il est tres-difficile de prononcer sur
cet article ; cependant il y a lieu de croire
que ces écailles sont placées les unes à
la suite des autres suivant une même ligne,
de façon qu'elles forment des fibres longitudinales.

L'existence des fibres longitudinales
dans les os, est prouvée, premièrement
par les fentes qui arrivent aux os longs,
quand on les laisse pendant bien du temps
exposés aux ardeurs du soleil ; car les
fentes qui arrivent aux os dans ces sortes
d'expériences se font suivant la longueur
de l'os, & non pas en travers : il s'en
forme cependant quelquefois d'obliques,
mais cela est très-rare.

Secondement, parce que si l'on déchire certains os encore mous dans l'embryon, & même dans le fœtus, ou des
os ramollis en les faisant tremper dans
certaines liqueurs, le déchirement arrive
dans une direction parallèle à la longueur
de l'os.

Troisièmement, parce que si l'on examine avec bien de l'attention les os du
crâne des fœtus, l'os frontal, par exemple,
ou les os pariétaux, l'on y apperçoit d'a

bord une infinité d'écailles , & des fibres longitudinales formées par ces écailles, placées bout-à-bout , de façon cependant que l'extrémité de l'une anticipe toujours fur l'extrémité voifine de l'autre.

Nous venons de voir que de l'arrangement des écailles, il réfulte des fibres longitudinales : il s'agit maintenant de développer ce qu'il réfulte de la difpofition des fibres longitudinales.

Il paroît que ces fibres, placées comme elles le font les unes auprès des autres, peuvent former des couches de différente épaiffeur ; mais ce qui eft poffible n'eft pas toujours réel : les expériences prouvent que les fibres des os forment réellement plufieurs couches ; car fi on laiffe pendant bien du temps les os expofés aux ardeurs du foleil, l'on apperçoit différentes couches offeufes fe féparer les unes des autres. Secondement, fi l'on nourrit pendant quelque temps des animaux avec la garence, une couleur rouge fe répand dans les os, mais non pas également , ni tout-à-la-fois dans toutes les parties des os; cette couleur paroît d'abord dans les couches fuperficielles avant que d'arriver aux couches intérieures ou profondes : il arrive cependant quelquefois qu'entre deux couches rouges, il en refte une troifième avec fa blancheur naturelle.

De toutes ces obſervations l'on peut donc conclure, premièrement, que les écailles ſont des élémens ſenſibles des os; ſecondement, que ces écailles forment des fibres longitudinales; troiſièmement, que ces fibres forment des couches; quatrièmement, que ces couches, par leur intime union, forment la ſubſtance compacte des os. Il nous reſte encore quelque choſe à propoſer ſur la diſpoſition & l'étendue des couches, ſur leur direction, & ſur la manière avec laquelle elles produiſent les trois ſubſtances de l'os, c'eſtà-dire, la ſubſtance compacte, la ſubſtance cellulaire & la ſubſtance réticulaire.

Il eſt évident que de toutes les couches l'extérieure eſt la plus grande, car elle recouvre & enveloppe toutes les autres; elle ſeule ſe répand juſques ſur les extrémités articulaires des os : mais il n'en eſt pas des couches profondes comme des plus ſuperficielles; les couches qui ſont placées dans l'épaiſſeur de l'os ne ſe prolongent pas juſqu'aux extrémités; en ſuivant la direction qu'elles ont dans la partie moyenne de l'os, elles s'inclinent toujours par degrés vers l'axe de l'os, à meſure qu'elles s'approchent de chaque extrémité; de cette inflexion il réſulte entre elles, vers les extrémités des os, des eſpaces plus ou moins grands; leurs fibres s'épa

nouiſſent dans ces eſpaces, ſe croiſent &
ſe coupent en pluſieurs ſens, & forment
par ces croiſemens laſubſtance cellulaire,
quand elles conſervent un peu de la largeur qu'elles ont dans la ſubſtance compacte; & elles forment la ſubſtance réticulaire, quand elles ſe diviſent en pluſieurs filets étroits.

Pluſieurs des feuillets de la ſubſtance
cellulaire, & pluſieurs filamens de la ſubſtance réticulaire parviennent preſque directement ſans s'incliner vers l'axe juſqu'à
l'extrémité articulaire de chaque os, &
viennent ſe terminer dans la couche extérieure dont cette extrémité eſt recouverte;
ils lui ſervent d'appui & de ſoutien. Les
feuillets & les filamens oſſeux qui, des
couches de la ſubſtance compacte, ſe prolongent juſqu'à l'extrémité articulaire de
chaque os, appartiennent ordinairement
aux couches moyennes : il eſt rare que
ceux qui appartiennent aux couches les
plus internes y parviennent.

Outre les feuillets & les filets oſſeux
que je viens d'indiquer, il s'en trouve
quelques autres qui, ſi l'on en croit
Gagliardi, ſont placés en travers, &,
comme autant de clous ou chevilles, retiennent les couches & les feuillets oſſeux
dans leur ſituation. Cet Auteur diſtingue
deux ſortes de feuillets tranſverſaux; les

K vj

uns viennent de dehors en dedans ; les autres vont de dedans en dehors.

De ce que je viens de dire l'on peut conclure que les couches, par leur union, forment la substance compacte ; que par leur écartement elles forment la substance cellulaire ; & que par l'épanouissement & les différentes inclinaisons de leurs fibres, elles forment la substance réticulaire.

Les couches s'écartent en s'approchant des extrémités des os : donc il doit y avoir beaucoup de substance cellulaire & réticulaire aux extrémités ; elles s'approchent les unes des autres à mesure qu'elles s'éloignent des extrémités : donc la substance cellulaire & la substance réticulaire doivent se trouver en ces endroits en moindre quantité ; elles s'unissent tout-à-fait sur la partie moyenne de l'os : donc il doit y avoir beaucoup de substance compacte dans le milieu de l'os.

Pour appercevoir clairement ces vérités, il suffit de scier en deux, suivant sa longueur, quelque os long que ce puisse être ; alors on apperçoit une grande cavité prolongée depuis une extrémité jusqu'à l'autre : l'on apperçoit cette cavité, vers les extrémités, remplie de la substance cellulaire & de la substance réticulaire : le long du corps de l'os cette cavité paroît vuide, ou du moins l'on n'y apperçoit que quelques prolongemens ou lambeaux de la substance réticulaire, & quelquefois des plaques osseuses, larges, qui se détachent de la couche la plus interne de la substance compacte : quelques-unes de ces plaques forment quelquefois des cloisons qui, comme autant de diaphragmes, partagent en plusieurs cavités la grande cavité cylindrique ; mais l'existence de ces cloisons n'est pas constante. L'on y apperçoit aussi l'ouverture du canal oblique qui perce l'os de sa partie moyenne : quand on se donne la peine de détruire & d'enlever la substance cellulaire & la substance réticulaire, l'on peut quelquefois y découvrir les ouvertures intérieures des trous qui donnent passage aux vaisseaux des extrémités des os ; la matière grasse dont ces trous se remplissent dans le temps de la macération & du desséchement des os, en dérobe le plus grand nombre à notre connoissance.

Celui de tous les os dans lequel l'on apperçoit avec le plus de facilité la structure que je viens de proposer, est celui de la cuisse, scié en deux parties dans sa longueur ; car, premièrement, l'on y voit très-distinctement la substance compacte, dont l'épaisseur est très-considérable dans la partie moyenne de l'os, mais qui diminue vers les extrémités : l'endroit où la substance compacte commence par en haut à diminuer très-sensiblement, répond au petit trochanter ; mais en considérant la moitié inférieure de l'os, l'on voit cette diminution commencer à peu de distance du milieu de la longueur de l'os, & augmenter successivement & par degrés jusques aux condyles : l'on apperçoit la substance compacte se prolonger pour recouvrir & former le grand trochanter. Dans le col se remarquent encore plusieurs couches de substance compacte, & beaucoup de substance cellulaire ; mais dans la tête l'on n'apperçoit qu'une simple couche de substance ; tout le reste paroît comme un noyau spongieux, mais d'un tissu très-serré : depuis le petit trochanter jusqu'à la tête l'on voit très-sensiblement la substance compacte perdre de son épaisseur, & se changer en une substance en partie réticulaire.

Les feuillets osseux au dessous du petit trochanter, s'élargissent ; les supérieurs sont presque perpendiculaires au plan des couches internes de la substance compacte ; ils deviennent obliques en s'approchant du milieu ; ils lui deviennent ensuite presque parallèles : ces plaques ou feuillets disparoissent tout-à-fait vers l'extrémité inférieure de l'os.

Dans la moitié inférieure de l'os, l'on voit les couches de la substance compacte se séparer les unes des autres, & suivre dans leur séparation successive un ordre plus régulier : l'on y apperçoit une grande multitude de filets qui forment une substance réticulaire ; les cavités de la substance cellulaire y sont plus régulières qu'à l'extrémité supérieure : du reste toute la cavité du milieu de l'os paroît exactement cylindrique ; l'on y apperçoit aussi plusieurs pores, & les ouvertures intérieures des trous qui transmettent les vaisseaux ; mais leur nombre n'est jamais si considérable dans l'intérieur que sur les dehors de l'os ; car plusieurs des trous extérieurs se terminent dans l'épaisseur de la substance compacte, de même que les vaisseaux qu'ils transmettent. La structure des os, telle que je l'ai exposée, nous fournit les réponses aux demandes suivantes.

Si l'on demande quel est l'usage des apophyses ? leur structure nous dicte qu'elles amplifient la substance des os, & qu'elles multiplient les points d'insertion auxquels les muscles se terminent : outre cela les apophyses écartent ordinairement la force mouvante des muscles de l'axe du mouvement ; par conséquent elles contribuent beaucoup à augmenter la force des leviers ; sans elles les muscles n'agiroient fort souvent qu'avec le degré de force que le principe moteur, c'est-à-dire, le suc nerveux, & la multiplicité de leurs fibres leur donne ; car les apophyses sont elles-mêmes des leviers ; de plus il y a quelques apophyses qui donnent aux puissances mouvantes la seule direction qui leur convienne pour produire les mouvemens auxquels la nature les a destinées ; telles sont, par exemple, les crochets des apophyses ptérigoïdes internes de l'os sphénoïde : quelques-unes sont des remparts qui mettent plusieurs de nos parties molles & délicates à l'abri de la compression, des meurtrissures que l'action des corps qui nous environnent auroit pu produire, ou que l'action & le mouvement de notre corps auroit excitées en heurtant avec force les corps durs qui nous environnent. C'est pour cette fin que l'acromium recouvre & protège l'articulation du bras : c'est pour cette fin que la tubérosité & l'apophyse saillante du calcanéum protègent dans leur passage les nerfs, l'artère & les tendons qui vont à la plante du pied. Quelques-unes présentent de grandes & de larges surfaces qui rendent les articulations des os plus fermes & plus solides, telles sont les apophyses condyloïdes du tibia.

Il est d'une extrême importance de bien connoître les apophyses, & d'avoir bien présens les lieux où elles sont ; de savoir leur étendue & l'espèce de tumeur qu'elles font dans l'état naturel, afin que l'on ne prenne pas, dans les maladies, pour une tumeur contre nature, des éminences qui nous ont été accordées pour le libre exercice des fonctions de notre machine, & pour ne pas prendre un dépôt, un ulcère profond, une collection de matière quelconque pour une tumeur naturelle : erreurs qui ne font que trop fréquentes dans le cours de la pratique, & dans lesquelles il est souvent très-difficile, même aux plus habiles Médecins, de ne pas tomber : il n'y a qu'une anatomie exacte, une pratique attentive, & un peu de délicatesse dans le sens qui puissent nous guider dans ces cas difficiles.

Si l'on demande de quelle utilité sont les épiphyses ? la structure dont nous devons avoir maintenant une exacte idée, nous suggérera qu'elles sont autant de germes osseux renfermés dans une écorce cartilagineuse qui les nourrit ; qu'elles ont les usages des apophyses, & qu'à la fin elles se changent tout-à-fait en apophyses ; & que par conséquent elles augmentent la surface de l'os dans les endroits où il est besoin que cette surface soit augmentée. Or, il est certain que c'est à leurs extrémités que les os doivent augmenter de volume, afin que leurs articulations soient plus fermes, afin qu'ils se touchent par de plus grandes surfaces, & afin qu'ils donnent insertion à un plus grand nombre de tendons, de muscles & de ligamens.

Il est très-vraisemblable que dans les os longs, la force du premier germe d'ossification qui, ainsi que je l'ai dit ci-dessus, paroît au milieu de l'os, eût été trop foible pour produire un volume osseux aussi considérable que celui que nous remarquons aux extrémités des os. La nature a prévenu un tel inconvénient; elle travaille à l'ossification dans trois endroits à la fois, quelquefois dans quatre & même plus; au milieu de l'os & aux extrémités, c'est-à-dire, dans le corps de l'os & dans les épiphyses.

Si l'on demande pourquoi il y a beaucoup de substance compacte dans le milieu de l'os, pendant qu'il y en a très-peu aux extrémités? pourquoi, au contraire, il y a beaucoup de substance cellulaire aux extrémités, pendant qu'il n'y en a point dans la partie moyenne?

L'on satisfera à la première demande en disant que la substance compacte est plus nécessaire au milieu des os qu'aux

extrémités, parce que les coups s'y font
ordinairement sentir avec plus de violence. Les pièces d'une charpente trop
chargée ne se cassent point ordinairement
aux extrémités, c'est au milieu. Ainsi il
étoit nécessaire que les os fussent plus
forts dans leur partie moyenne qu'à leurs
extrémités : ils doivent cet avantage aux
couches multipliées & très-serrées de la
substance compacte.

L'on satisfera à la seconde question en
disant qu'il étoit nécessaire aux extrémités
d'agrandir les surfaces des os, sans que
leur pesanteur spécifique augmentât. Or,
une substance rare & spongieuse augmente
le volume sans augmenter la pesanteur
spécifique ; par conséquent la substance
cellulaire & réticulaire est utilement placée aux extrémités osseuses ; elles n'ont
pas besoin d'une aussi grande dureté que
les parties moyennes des os longs, parce
que la force des coups & des chocs que
nous y recevons se perd en partie dans
les ligamens qui attachent les extrémités
des os les unes avec les autres ; d'ailleurs
chaque os long cède plus facilement aux
chocs & aux coups dont il est frappé à
son extrémité, parce qu'elle se peut remuer sur l'os voisin.

Par cette distribution inégale de la
substance compacte sur le milieu de l'os

& sur les extrémités, la nature s'est ménagé le long du corps de l'os un espace pour placer commodément les parties charnues des muscles, sans que leur volume produise de difformité. Si les os y avoient été aussi gros qu'à leurs extrémités, leur volume, joint à celui des parties charnues des muscles, auroit rendu chaque partie d'une grosseur difforme & désagréable : d'ailleurs aux extrémités, les ventres des muscles auroient gêné les mouvemens des os ; ils n'auroient pas pu se plier en tous sens avec aisance, ainsi que cela arrive dans bien des articulations. Ainsi, si chaque os est presque mou à son extrémité, c'est qu'il étoit inutile de lui donner une dureté plus grande que celle que nous lui voyons ; le volume de l'os y est augmenté suffisamment pour se remuer aisément sur l'os voisin, & pour s'unir avec lui sans craindre d'être déplacé dans les efforts que nous faisons dans nos exercices ordinaires.

L'augmentation du volume dans la plupart des os longs à leurs extrémités, a encore un avantage ; c'est que les fibres osseuses, en s'écartant les unes des autres, forment des espaces dans lesquels il se sépare, ainsi qu'il a été dit ci-dessus, un suc médullaire qui diffère peu de la moëlle, & qui a les mêmes propriétés.

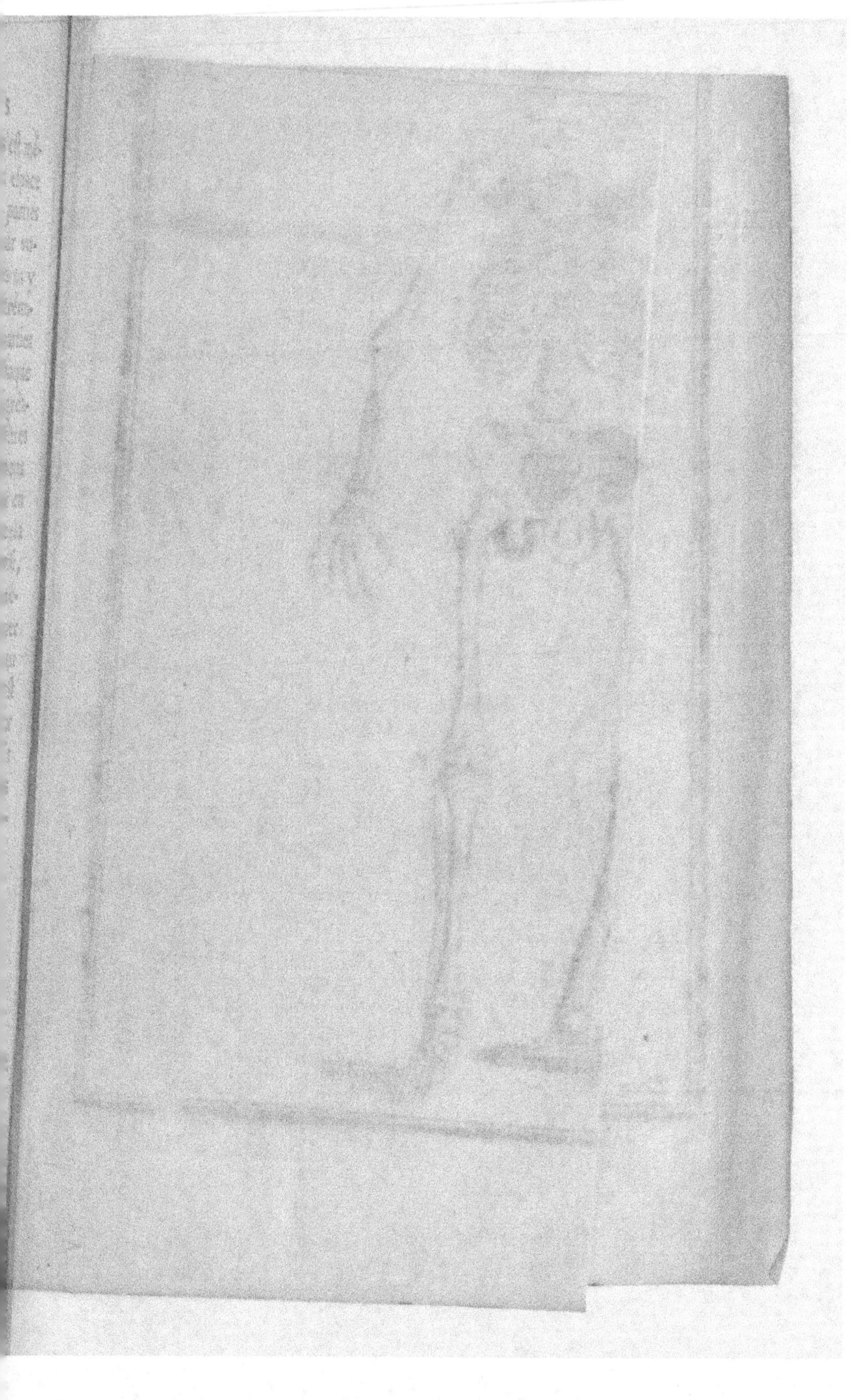

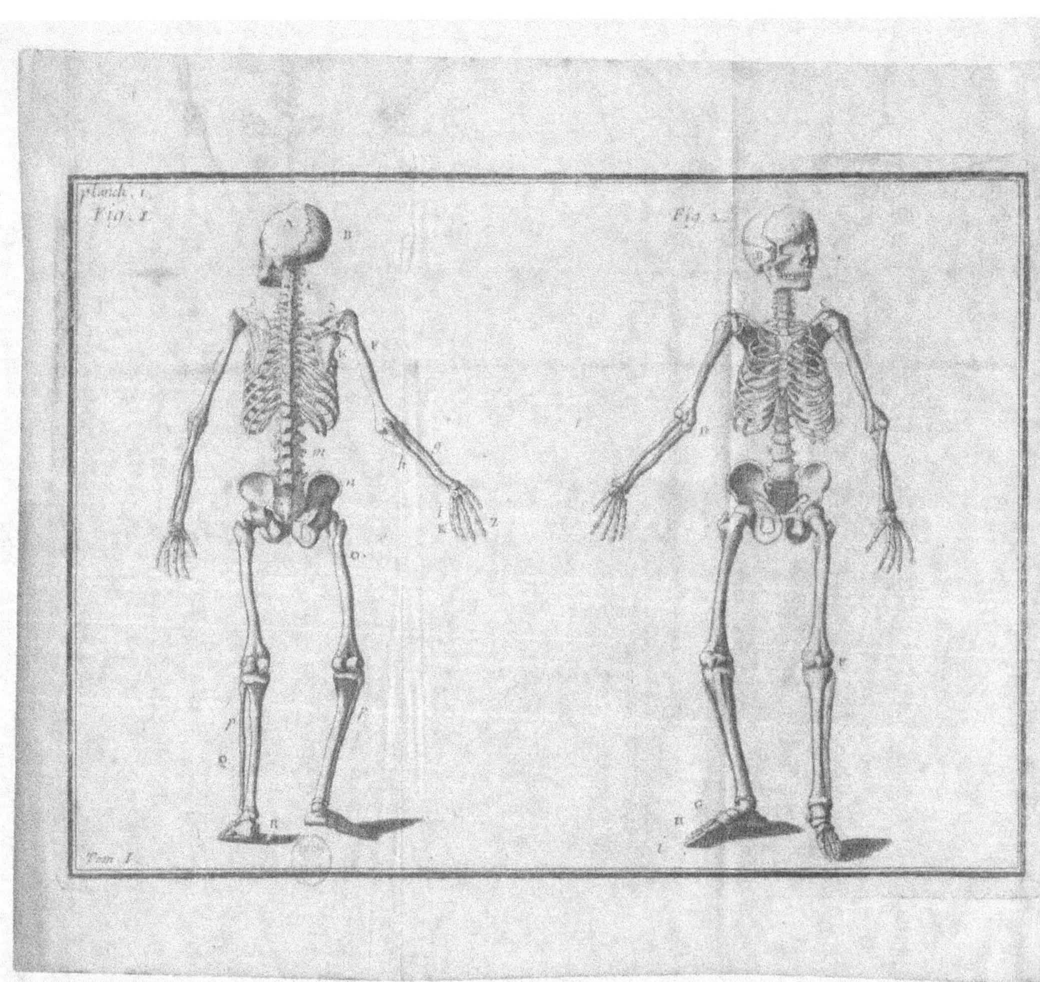

Planch. 1.
Fig. 1.
Fig. 2.
Tom. I.

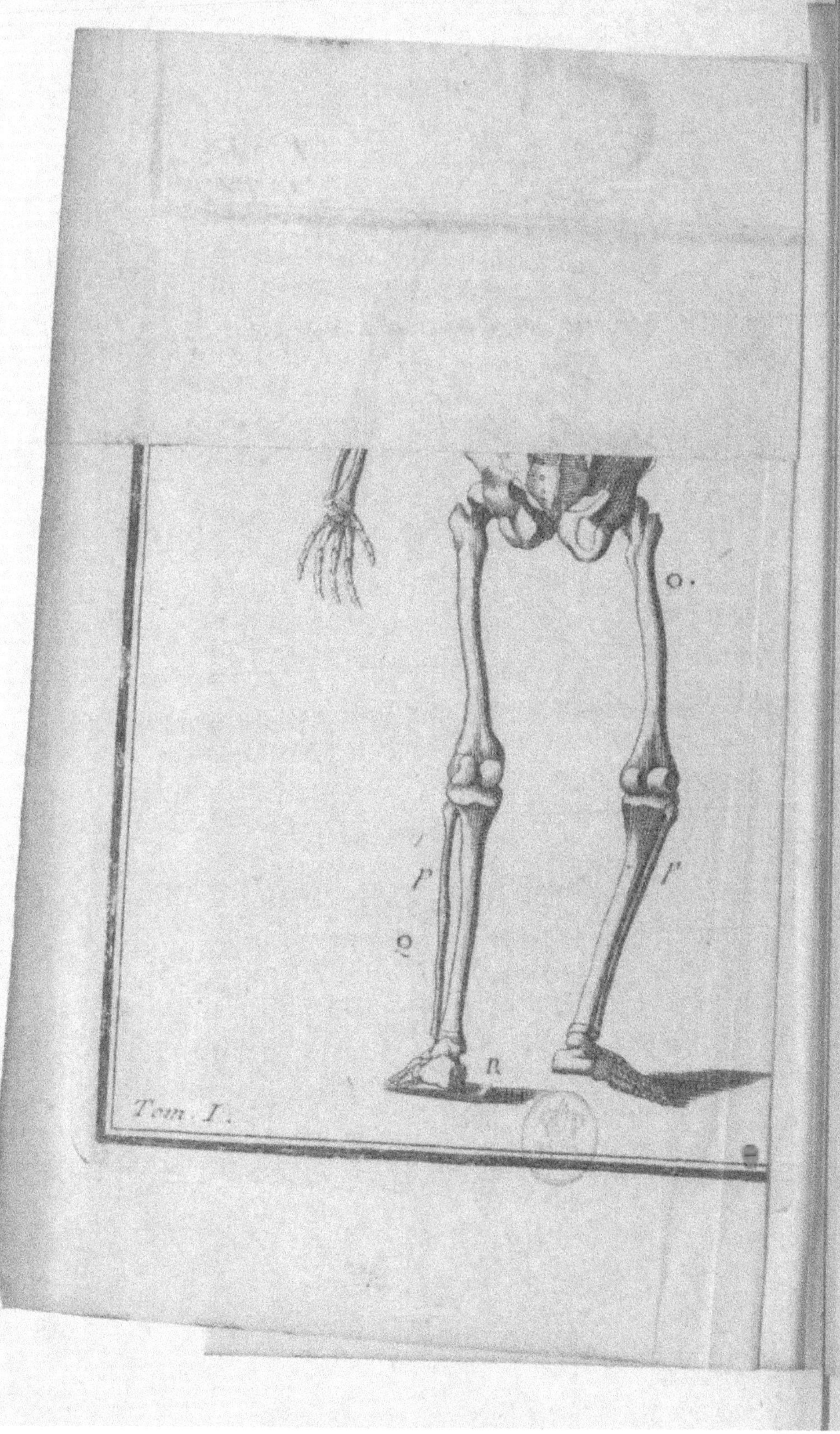
O.
P
Q
R
Tom. I.

Chaque extrémité osseuse n'étant couverte que d'une couche de substance compacte, dans les sauts & dans les violens
efforts que nous faisons, il étoit à craindre
que cette couche n'eût été enfoncée : la
nature a prévenu un tel inconvénient, en
conduisant jusqu'à cette couche des prolongemens droits qui partent des couches
de la substance compacte de la partie
moyenne de l'os, & qui deviennent des
appuis très-solides pour la couche qui
recouvre l'extrémité osseuse.

Les cavités extérieures des os sont très-
propres à loger & à défendre plusieurs
parties molles & plusieurs de nos organes.
Les sinus ont le même avantage ; ils protègent les extrémités pulpeuses des nerfs,
& les mettent à l'abri d'une impression
trop vive des corps extérieurs ; d'ailleurs,
la surface immense de leurs cavités offre
à l'air qui sort de la poitrine une infinité
de points de réflexion, & contribue à
l'agrément de la voix & de la parole.

L'usage des scissures, des fentes & des
trous est assez connu ; ils transmettent les
nerfs & les vaisseaux dans quelques-unes
des cavités principales du corps, ou servent à les conduire de ces cavités vers les
parties extérieures, sans que rien soit capable d'en déranger l'économie dans leur
passage.

Quelque nombreux que foient les trous, les os n'en font point affoiblis, parce que la plupart de ces canaux font creufés dans les extrémités des os; & nous avons dit ci-deffus, que la fubftance offeufe aux extrémités étoit rare & fpongieufe; par conféquent les vaiffeaux ne coupent qu'un très-petit nombre de fibres dans leur paffage.

Mais pourquoi les canaux qui percent les os dans leur partie moyenne, font-ils conftamment obliques? L'on peut, par cette ftructure, concevoir comment l'artère & la veine principale de chaque os pénètrent jufques dans la cavité cylindrique, fans affoiblir la partie moyenne de l'os; fi le canal avoit percé l'os directement, il fe feroit trouvé dans le même endroit un plus grand nombre de fibres coupées, de façon que l'os auroit pu en être affoibli; mais par la direction oblique de ce canal, il n'y a qu'une couche de fubftance compacte coupée dans le même endroit, & par conféquent l'os ne fe trouve point affoibli.

Fin de la première Partie.

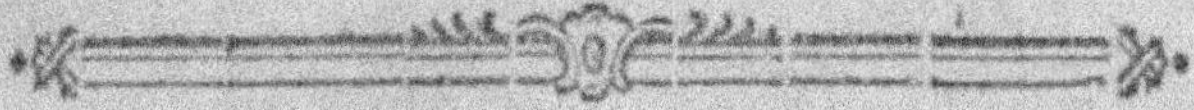

EXPLICATION
DE LA PLANCHE
DE LA PREMIÈRE PARTIE.

FIGURE PREMIERE.

REPRÉSENTE le Squelette vu par derrière.

A   L'Os pariétal.
B   L'Os occipital.
C   Les Vertèbres du Cou.
dd   Les Clavicules.
E   L'Omoplate.
F   L'Humérus.
g   Le Rayon.
h   Le Coude.
i   Le Carpe.
K   Le Métacarpe.
Z   Les Phalanges.
m   Les Vertèbres lombaires.
n   Les Os des isles.
O   Le Fémur.
pp   Le Tibia.
Q   Le Péroné.
R   Le Calcanéum.

FIGURE II.

Repréfente le Squelette vû par devant.

A   L'Os frontal.
B   L'Os pierreux.
C   La Clavicule.
D   Le Sternum.
E   Les Os pubis.
F   La Rotule.
G   Le Tarfe.
H   Le Métatarfe.
i   Les Phalanges.

Fin de l'Explication des Figures.

www.ingramcontent.com/pod-product-compliance
Lightning Source LLC
LaVergne TN
LVHW010954180726
843502LV00004B/1191